PUBLICATIONS DU *PROGRÈS MÉDICAL*

DE L'OBLITÉRATION

DES

SUTURES DU CRANE

CHEZ LES IDIOTS

PAR

ERNEST TACQUET

DOCTEUR EN MÉDECINE DE LA FACULTÉ DE PARIS

PARIS

AUX BUREAUX DU PROGRÈS MÉDICAL
rue des Carmes, 11

LOUIS BATAILLE, ÉDITEUR
Place de l'École-de-Médecine

1892

DE L'OBLITÉRATION

DES

SUTURES DU CRANE

CHEZ LES IDIOTS

PUBLICATIONS DU *PROGRÈS MÉDICAL*

DE L'OBLITÉRATION

DES

SUTURES DU CRANE

CHEZ LES IDIOTS

PAR

ERNEST TACQUET

DOCTEUR EN MÉDECINE DE LA FACULTÉ DE PARIS

PARIS

AUX BUREAUX DU PROGRÈS MÉDICAL
11, rue des Carmes, 11

LOUIS BATAILLE, ÉDITEUR
Place de l'École-de-Médecine

1892

INTRODUCTION

L'idée première de ce travail appartient à M. le Dr Bourneville. Aussi tenons-nous à inscrire son nom au début de notre thèse. Souvent il a attiré notre attention dans son service de Bicêtre sur l'intérêt que présenterait l'étude de l'oblitération des sutures du crâne chez les idiots. C'est en s'appuyant sur ses conseils et en nous inspirant de ses travaux, que nous espérons avoir pu mener à bien les quelques recherches que nous avons faites. Notre tâche a été particulièrement facilitée par la bienveillance avec laquelle il a gracieusement mis à notre disposition toutes les richesses que renferme le musée qu'il a créé dans son service, et qui contient aujourd'hui, au point de vue qui nous intéresse, 14 squelettes entiers, 83 têtes entières et 233 calottes craniennes.

On a voulu voir dans la synostose prématurée des os du crâne une des causes de l'idiotie.

De l'oblitération précoce des sutures, disait-on, résulte un état de gêne pour le cerveau que renferme une boîte cranienne trop rapidement arrivée à la période de synostose. Les centres cérébraux subiraient un arrêt de développement par le fait seul de l'oblitération complète des sutures craniennes; et, partant de cette idée, la chirurgie moderne a tenté de libérer la masse encéphalique par des débridements portant sur la boîte osseuse.

Nous nous proposons dans ce travail d'examiner si cette hypothèse est confirmée par la réalité des faits, en un mot s'il est vrai que chez l'idiot les sutures de la boîte cranienne arrivent à la synostose plus rapidement que chez le sujet sain.

Nous croyons nécessaire tout d'abord d'étudier dans un premier chapitre le développement normal de la boîte cranienne, son évolution et son anatomie.

Nous exposerons ensuite les résultats des examens que nous avons pratiqués sur un grand nombre de crânes pris au hasard dans le musée pathologique de M. Bourneville.

A l'occasion de ce travail qui marque la fin de nos

études, l'heureuse coutume de remercier publiquement ceux qui nous ont guidé, nous permet de témoigner notre gratitude à tous nos maîtres.

L'affabilité et la bienveillance si longtemps prolongées de M. le Dr Bucquoy qui nous a initié aux difficultés de la clinique médicale et de l'auscultation, nous font un devoir bien doux de lui adresser particulièrement un sincère témoignage de notre reconnaissance.

Nous sommes heureux d'adresser à M. le Professeur Bouchard nos remerciements trop faibles pour les bons conseils qu'il n'a cessé de nous donner pendant que nous avons eu l'honneur d'être son élève.

Nous devons aussi une mention particulière de gratitude à MM. Raymond, Gougenheim, Chauffard et Charrin ; à M. le Dr Besnier qui nous a initié à l'étude si difficile de la pathologie cutanée et à M. le Dr Jules Simon qui a été notre maître en pathologie infantile.

Nous ne saurions oublier nos maîtres en chirurgie, MM. Périer, Blum, Reclus et Routier, pour les conseils si pratiques qu'ils nous ont donnés.

Nous ne pouvons passer sous silence M. le professeur Guyon dont nous avons pu apprécier les fortes et substantielles cliniques et dont nous nous honorons d'avoir été l'élève.

Nous sommes resté assez longtemps dans le service

de M. le Professeur Tarnier pour y puiser de bonnes et saines leçons d'obstétrique. Nous l'en remercions sincèrement.

Un dernier mot, et bien sympathique, pour notre excellent ami, Dauriac, interne des hôpitaux, qui, avec une inépuisable complaisance, a bien voulu nous guider dans nos recherches.

Que M. le Professeur Straus reçoive l'expression de notre vive gratitude, pour l'honneur qu'il nous fait aujourd'hui en acceptant la présidence de notre thèse inaugurale.

NOTIONS ANATOMIQUES SUR LE CRANE

Son développement et son évolution

I.

Le développement du crâne traverse plusieurs étapes successives avant d'arriver à son état d'achèvement. Ces étapes sont au nombre de quatre. Nous allons les passer rapidement en revue.

A. *Période membraneuse.* — Le crâne tout comme le rachis provient des lames protovertébrales du mésoderme. La base du crâne est représentée par deux lames de tissu mésodermique dites lames protovertébrales de la tête ou lames céphaliques qui contiennent dans leur épaisseur la notocorde. C'est aux dépens de ces deux lames encéphaliques que va se développer le crâne.

D'abord aplaties en un plancher qui soutient l'encéphale, les lames encéphaliques se relèvent bientôt vers leurs bords externes et transforment le plancher primitif en une gouttière profonde. Les bords de cette gouttière ne se rejoignent que plus tard au moyen d'un pont mésodermique, membrane unissante primitive de Kölliker, qui parachèvera ainsi le développement de la capsule membraneuse, destinée à inclure l'encéphale.

Le crâne membraneux primordial est donc d'abord un

simple tube rectiligne et uniforme qui bientôt se modifiera par l'apparition de renflements ampullaires, vésicules craniennes répondant aux vésicules cérébrales qu'elles enveloppent. Au nombre de cinq, ces vésicules craniennes sont disposées d'avant en arrière :

1° La vésicule antérieure contient le cerveau antérieur.

2° La vésicule antérieure intermédiaire contient le cerveau intermédiaire, duquel dérivera le ventricule moyen.

3° La vésicule moyenne est destinée à contenir l'aqueduc de Sylvius et les tubercules quadrijumeaux.

4° La vésicule postérieure primaire renferme la vésicule cérébelleuse.

5° La vésicule postérieure secondaire contiendra la future moelle allongée.

En même temps que le crâne se modifie dans sa forme, il se modifie dans sa direction. En effet il subit trois inflexions :

La première, inflexion céphalique antérieure, est due à l'accroissement de ses parties antérieures.

La seconde inflexion, dite du pont de Varole, se produit en sens inverse de la première. La vésicule cranienne moyenne s'incline en arrière et forme avec la vésicule cranienne postérieure secondaire un angle ouvert en arrière, dans lequel prend place la vésicule postérieure primaire.

La troisième inflexion, ou inflexion de la nuque, a lieu au point de jonction du crâne et du rachis.

B. *Période d'ossification.* — Ce crâne membraneux ne tarde pas à s'ossifier ; l'ossification se fait par deux processus différents :

1° *Passage de l'état membraneux à l'état cartilagineux* (période chondro-membraneuse), *puis osseux.* — La base du crâne est envahie par le cartilage qui occupe rapidement les parties qui constitueront plus tard l'occipital, les portions pétreuses et mastoïdiennes du temporal, le corps du sphénoïde avec les grandes et les petites ailes, l'ethmoïde et les cartilages externes du nez.

2° *Passage direct de l'état membraneux à l'état osseux.* — La voûte et une notable fraction de ses parois latérales ne passent jamais par l'état cartilagineux, et le tissu fibreux qui les constitue se transforme directement en tissu osseux. Il en est ainsi pour le segment supérieur de l'écaille de l'occipital, les pariétaux, le frontal, l'écaille du temporal, l'aile interne des apophyses ptérygoïdes et l'anneau tympanal.

Nous voyons donc qu'un même os peut présenter les deux modes d'ossification (ex. : le temporal et l'occipital).

C. *Période fontanellaire.* — Quoi qu'il en soit, chaque os ne tarde pas à former une pièce distincte. Au point où se rencontrent chacun de leurs angles, il persiste longtemps des espaces membraneux appelés *fontanelles*.

La fontanelle *antérieure* ou *bregmatique*, grande et losangique, se trouve à la réunion des pariétaux et du frontal.

La fontanelle *postérieure* ou *lambdatique* est située au point de rencontre des pariétaux et de l'occipital.

La fontanelle *latérale antérieure* ou *ptérique* (Pozzi) correspond au lieu de réunion du frontal, du pariétal, du temporal et de la grande aile du sphénoïde.

La fontanelle *latérale postérieure* ou *astérique* (Pozzi) répond au point *astérion* des craniologistes, c'est-à-dire qu'elle est située au confluent du pariétal, de l'occipital et de la portion mastoïdienne du temporal.

De par les progrès de l'ossification, les fontanelles diminuent de plus en plus. Les latérales disparaissent les premières, tandis que les supérieures persistent jusque vers deux ans. Les os se mettent partout en contact et ne sont plus séparés que par des sutures : celles-ci sont longtemps imparfaites et on y rencontre encore des fontanelles anormales. Ce sont :

La fontanelle *orbitaire* entre le frontal, la petite aile du sphénoïde et l'os planum ;

La fontanelle *naso-frontale* ou fontanelle de Malgaigne limitée en haut par les angles internes et inférieurs des deux moitiés du frontal, en bas par les os propres du nez ;

La fontanelle *médio-frontale* de Hamy qui ne serait qu'un prolongement dans la suture métopique de la précédente ;

La fontanelle *sagittale* ou de Gerdy située entre les deux pariétaux au point où la suture sagittale cesse d'être dentelée pour devenir rectiligne (*obélion* des craniologistes) ;

La fontanelle *cérébelleuse* qui occupe la partie moyenne de la base de l'écaille de l'occipital, au-dessous du trou occipital entre lui et l'écaille, au lieu même où l'on trouve quelquefois l'osselet de Kerckring.

Mais, avant d'aller plus loin, voyons comment se présente le crâne du fœtus à terme.

Crâne du nouveau-né. — Gratiolet, Welcker, ont montré qu'à la naissance il y a prédominance du diamètre occipito-frontal sur le bi-pariétal, mais cette dolichocéphalie due au travail de l'accouchement n'est que temporaire. Manouvrier a parfaitement établi cette particularité, et la disposition brachycéphalique reprend bientôt le dessus.

A cette époque de la vie les os sont réunis par de simples sutures membraneuses qui permettent aux diverses pièces de la voûte un chevauchement léger ; mais le chevauchement ne s'effectue pas partout avec la même liberté. C'est au niveau de la suture sagittale, reliant les deux pariétaux que la plus grande mobilité existe. De même entre les deux portions écailleuse et basilaire de l'occipital, existe une véritable charnière autour de laquelle la portion écailleuse de l'occipital tourne pour s'avancer sous les pariétaux.

Les trois quarts inférieurs de la suture coronale ont disparu à la naissance et à cette époque aussi la suture pariéto-temporale est déjà très serrée. Les bosses pariétales et frontales sont très accusées.

Les choses ne se passent pas toujours ainsi et il peut y avoir tantôt retard, tantôt accélération dans la marche de l'ossification.

Dans le premier cas on est en présence de sutures et de fontanelles particulièrement larges ; dans le second cas, l'ossification prématurée fait rapidement disparaître les bandelettes membraneuses reliant les pièces osseuses. Des noyaux d'ossification surnuméraires apparaissent dans les fontanelles et il en résulte la formation d'os wormiens.

D. *Période osseuse ou ostéo-suturale.* — Les sutures et les fontanelles disparaissent devant les progrès envahissants de l'ossification. Les os se rapprochent et leurs bords s'engrènent réciproquement. Le crâne adulte est constitué.

Envisageons-le comme formé d'une seule pièce et arrêtons-nous un instant à sa description.

La forme générale de la voûte est celle d'une calotte ovoïdale, présentant en certains points des éminences ou bosses.

Sur la ligne médiane, en avant, on rencontre immédiatement au-dessus de la racine du nez la bosse nasale ou glabelle.

Chez l'enfant une saillie linéaire verticale marque parfois la place de la suture métopique.

Plus loin, toujours sur la ligne médiane, le doigt explorateur rencontre le *bregma* ou point d'intersection des sutures coronale et sagittale. La surface reste lisse tout le long de la suture sagittale jusqu'au lieu de bifurcation de la suture lambdoïde. Plus loin se voit la protubérance occipitale externe ou *inion*.

Sur les parties latérales on voit les arcades sourcilières surmontées des deux bosses frontales ; plus en arrière les bosses pariétales élèvent leur saillie.

Sur les côtés la ligne courbe temporale limite un aplatissement qui répond aux régions temporales capitonnées par le muscle temporal. Ordinairement les bosses frontales et pariétales sont plus apparentes chez l'enfant et chez la femme. La glabelle et les inégalités, répondant aux intersections des sutures, se rencontrent plus fréquemment chez l'homme.

Si l'ovoïde cranien s'allonge, le crâne est dit *dolichocéphale*; s'il reste court, le crâne devient *brachycéphale*. La forme intermédiaire répond au type *mesaticéphale*.

La suture *fronto-pariétale* ou *coronale* unit le frontal aux bords antérieurs des pariétaux. Elle dessine sur la voûte du crâne une courbe à peu près transversale, légèrement concave en avant.

Le point d'intersection de la suture fronto-pariétale avec la suture sagittale porte le nom de *bregma*. La suture coronale descend obliquement en bas, en dehors et en avant de chaque côté du bregma jusque dans la fosse temporale. Avant de s'y perdre elle croise la ligne temporale en un point appelé *stéphanion*; elle se termine au point où la grande aile du sphénoïde (ptère) vient s'articuler avec le frontal en avant, le pariétal en haut, le temporal en arrière. Il résulte de la réunion de ces quatre os la formation de plusieurs sutures :

La suture *ptéro-frontale* entre le bord antérieur de la grande aile et le bord postérieur du frontal;

La suture *ptéro-pariétale* entre le bord supérieur de la grande aile et l'angle antéro-inférieur du pariétal;

La suture *ptéro-temporale* entre le bord postérieur de la grande aile et le bord antérieur de l'écaille du temporal.

L'ensemble des sutures qui unissent la grande aile aux os voisins constitue le *ptérion* ; il a été comparé à une H dont la suture ptéro-pariétale formerait la branche transversale.

La suture *pariéto-temporale* ou écailleuse réunit le bord inférieur du pariétal à l'écaille du temporal. Elle parcourt d'avant en arrière la fosse temporale jusqu'à la suture pariéto-mastoïdienne.

La suture *pariéto-mastoïdienne* s'unit en arrière à la suture lambdoïde et à la suture occipito-mastoïdienne. De la rencontre de ces trois sutures résulte une étoile à trois branches, *l'astérion.*

La suture *sagittale* unit le bord interne des deux pariétaux. Elle va du bregma au sommet du V que forment en se réunissant les deux sutures pariéto-occipitales. Fortement dentelée d'un bout à l'autre, elle cesse cependant de l'être en arrière, au niveau des trous pariétaux. Broca a donné à ce point le nom *d'obélion.*

Les sutures pariéto-occipitales reproduisent par leur divergence la forme d'un Λ grec, et le point de rencontre de la suture sagittale avec le sommet de l'angle lambdoïdien a reçu le nom de *lambda.*

Ces principes préliminaires d'anatomie étant posés, voyons rapidement quel est, chez l'homme, le mode d'oblitération des sutures craniennes. Nous essaierons ensuite d'indiquer quel est l'ordre de leur oblitération.

Larges et étroites, remplies par une membrane fibreuse, limitées par des bords osseux festonnés ou pectinés, recourbés ou non, sinueux ou rectilignes, les sutures offrent des aspects très variés. Leur occlusion précoce a pour effet l'arrêt de développement de l'encéphale. Le retard de leur soudure jusqu'à un âge assez avancé est, sauf pour la suture médio-frontale, une condition nécessaire au développement des facultés intellectuelles. Dans les races supérieures, le poids du cerveau augmente jusqu'à l'âge de 40 ans et commence à diminuer entre 40 et 50 ans; c'est aussi vers ces mêmes époques que commence dans ces mêmes races l'oblitération des sutures : il y a là certainement une relation de cause à effet.

Parchappe a démontré que les dimensions intérieures du crâne diminuaient sensiblement dans la vieillesse. Il a établi que pour l'individu et pour la race, l'âge où apparaîtront les premières manifestations de la synostose normale sera celui où commencera la décroissance cérébrale, de même que l'ordre d'oblitération indiquera pour chaque région du cerveau l'ordre suivant lequel se fera cette décroissance.

Certaines sutures, comme les temporales, semblent échapper aux phénomènes de décroissance. On en observe très rarement l'oblitération.

Pour Pommerol, la synostose normale doit être considérée comme un phénomène précurseur d'autres modifications séniles très accentuées, comme l'ossification des disques vertébraux, des cartilages, des côtes et du larnyx.

« Comment se fait l'oblitération des sutures? Il est facile de s'en rendre compte en examinant la voûte du crâne d'un enfant. On voit que les os sont formés d'aiguilles osseuses presque parallèles entre elles, mais allant en divergeant du centre de l'os vers ses bords : au milieu de l'os elles sont tellement serrées qu'elles forment une lame comme éburnée, tandis qu'à mesure qu'on se rapproche des bords, ces sortes d'aiguilles sont toutes séparées et constituent une vraie lame pectinée. Quand deux os voisins arrivent à la rencontre l'un de l'autre, ces aiguilles se réunissent en faisceaux, laissant entre eux des intervalles. Par les progrès de l'ossification les faisceaux d'un os s'insinuent dans les angles rentrants qui séparent ceux de l'os voisin et *vice versâ*. » (Pozzi.)

La synostose normale du crâne se fait suivant quelques principes qui en dominent l'histoire. L'oblitération se fait d'abord sur la table interne. C'est aujourd'hui un point bien établi, grâce aux recherches de Ribbes (thèse de Paris, 1885) que l'ossification est toujours plus avancée à la table interne qu'à la table externe. A la table interne, la synostose débute au niveau de l'obélion et de là se propage par continuité, ou peu s'en faut, en avant et en arrière.

Toutes les sutures transversales et latérales s'ossifient d'une manière sensiblement symétrique. Sur une même suture, l'oblitération est généralement terminée plus tôt aux endroits les plus simples. Cette synostose normale se généralise assez rapidement, et son caractère principal est de se montrer sur plusieurs points à la fois. Elle a lieu progressivement de manière à ce que la graduation soit lente et insensible entre les parties effacées et celles qui sont encore ouvertes. Aussi, toute synostose locale, nette, tranchée, bien limitée, indiquera presque à coup sûr une synostose précoce. Welcker a parfaitement signalé ces différences entre la synostose précoce et la synostose normale. Et si cette synostose normale débute, d'après Pommerol, entre 40 et 50 ans, M. Sappey fixe entre 80 et 95 ans l'âge de l'oblitération complète. La question de l'époque de l'apparition de la synostose a été longtemps sans solution : elle paraît toutefois bien tranchée aujourd'hui. D'après les recherches faites par Ribbes sur 2.200 crânes, l'ossification normale apparaît à la table interne dans les races supérieures à 20 ans au plus tôt, à 55 ans au plus tard, entre 40 et 45 ans dans les cas moyens. Dans les races inférieures, les sutures sont envahies de 25 à 28 ans.

Ces notions ne se rapportent nullement aux sutures médio-frontale et spheno-occipitale. Ces deux sutures se soudent longtemps avant les autres. La persistance ou l'absence sur des crânes adultes de la suture médio-frontale ou métopique faisait dire à Aristote que le crâne de la femme ne possède qu'une seule suture circulaire, tandis que celui de l'homme en possède trois qui se réunissant au sommet de la tête forment une figure triangulaire.

De là naquit la grande discussion entre les anatomistes pour savoir si cette suture était spéciale à la femme ou à l'homme.

Vésale affirmait que rare chez l'homme, elle était encore plus rare chez la femme.

Riolan, Monro, la voient plus souvent chez l'homme. Sœmmering affirme qu'elle existe indistinctement dans l'un et l'autre sexe. A Fallope, revient le mérite d'avoir mis en lumière la constance de la suture métopique chez l'homme et chez la femme.

Meckel s'exprime ainsi à ce sujet : « La soudure des deux frontaux qui commence dans le cours de la première année est presque toujours achevée vers la fin de la seconde, » et M. Sappey ajoute : « en laissant en bas une fissure verticale de 10 à 12 millimètres de hauteur qui ne disparaît qu'à la sixième ou septième année, quelquefois même plus tard. Chez certains individus elle persiste toute la vie. »

D'après Welcker le métopisme augmenterait dans les races proportionnellement à l'écartement des bosses frontales et ne serait qu'une conséquence de la brachycéphalie. Le métopisme a été considéré par certains auteurs comme une preuve de supériorité cérébrale. Des examens et des observations de Davis, de Quatrefages et de Hamy est résultée une manière de voir toute différente qui a trouvé de chauds partisans en Italie. La persistance de la suture médio-frontale indiquerait un état infantile et inférieur des centres cérébraux.

Mais la cause du métopisme n'étant pas unique, il suit évidemment que chacune des opinions précitées renferme une part de vérité.

Si le métopisme est dû à un développement rapide des lobes antérieurs du cerveau, cette anomalie devient un apanage de l'intelligence. (Hyrtl, Welcker.)

Si au contraire la poussée qui gêne la soudure bi-frontale réside dans une lésion des méninges, on assistera à l'apparition du métopisme dans l'hydrocéphalie.

En somme, le métopisme ne constitue pas un indice absolu de supériorité.

Il n'accuse pas non plus l'infériorité du sujet sur lequel il se montre, puisqu'on rencontre ce caractère dans les races supérieures et chez les individus d'une intelligence remarquable.

Dans les crânes métopiques la lambdoïde et la sagittale s'oblitèrent avant la suture médio-frontale.

La suture sphéno-occipitale s'oblitère bien après la bi-frontale mais néanmoins bien avant les autres sutures du crâne. Cette ossification se fait entre 15 et 16 ans. D'après Gratiolet, cette soudure serait retardée chez les microcéphales.

Vogt écrit cependant à ce sujet : « La suture sphéno-basilaire est ouverte chez tous les enfants microcéphales, fermée chez tous les adultes sans exception. Elle se comporte absolument comme chez l'homme normal, où elle est aussi fermée lorsque le développement dentaire est accompli. »

Sauvages fournit les indications suivantes au sujet de l'ordre suivi par l'oblitération des autres sutures :

L'oblitération commence par la suture bi-pariétale; la lambdoïde et la coronale restent plus longtemps ouvertes. L'obélion est la partie la première envahie; l'ossification gagne ensuite le vertex et la dernière portion qui reste ouverte est la partie postérieure.

Les sutures coronale et lambdoïde s'oblitèrent ensuite; les parties latérales de la coronale restent plus longtemps ouvertes que les parties médianes, et la partie latérale gauche s'oblitère avant le droite et plus que celle-ci dans le rapport de 14 à 9.

La lambdoïde reste un peu moins longtemps ouverte que la coronale, et à l'inverse de ce qui se passait tout à l'heure, elle commence à s'oblitérer par sa partie latérale droite, puis par sa partie médiane ; c'est la partie latérale gauche qui se ferme la dernière. La soudure, quoique commençant à droite, est cependant moins active de ce côté qu'à la partie médiane où la suture s'efface plus souvent complètement.

La suture sphénoïdale et la suture écailleuse sont les deux dernières à se souder. C'est toutefois la suture sphénoïdale qui s'oblitère la première, et la suture écailleuse qui reste fort longtemps ouverte se ferme plus tôt à gauche qu'à droite : il est très rare que cette suture soit complètement oblitérée. Il ne paraît y avoir aucune relation entre le degré de complication de la suture et le degré de soudure de cette même suture.

Quelques auteurs, dit Pozzi, ont attribué la microcéphalie à l'oblitération prématurée des sutures et on peut admettre en effet que si les sutures venaient à se souder toutes à la fois chez un jeune enfant, le crâne resterait microcéphale.

Mais, d'après Broca, cette étiologie, en admettant qu'elle soit réelle, est assurément fort exceptionnelle, car sur la plupart des crânes microcéphales, les sutures restent ouvertes non seulement pendant toute l'enfance, mais encore quelquefois jusqu'à l'âge adulte.

Sur sept crânes microcéphales du musée d'anthropologie, six ont les sutures libres, quoique deux d'entre eux soient pourvus de leurs dents de sagesse.

Un crâne microcéphale de Baillarger présente une soudure de la sagittale, mais toutes les autres sutures sont ouvertes. Ce crâne n'est nullement *scaphocéphale*. On peut donc en conclure que la soudure sagittale s'est produite après que le cerveau a eu cessé de s'accroître. Elle n'a donc pas été la cause mais l'effet de l'arrêt de développement du cerveau.

Dans un cas de Guéniot, examiné par Broca, la soudure est très précoce et générale. Ce cas est le seul qui pourrait être invoqué à l'appui de l'opinion que la microcéphalie est l'effet de l'arrêt de développement du crâne; mais précisément dans ce cas l'autopsie a prouvé que l'arrêt du développement du cerveau était le fait primitif.

De son côté, M. Lannelongue, le promoteur de l'opération connue sous le nom de *craniectomie* et dont le but serait de pallier aux inconvénients de la synostose prématurée, s'exprime ainsi dans le numéro du 30 juin 1890 de la *Nouvelle Iconographie de la Salpêtrière* : « L'ossification prématurée des sutures comme cause de l'arrêt de développement de l'encéphale n'est plus qu'une exception; mais ces sutures sont anormalement serrées, en même temps que les fontanelles sont elles-mêmes très avancées. »

On trouvera plus loin le résultat des examens personnels que nous avons faits sur des crânes de microcéphales.

En 1851, dans son mémoire sur le crétinisme, Virchow a voulu établir que la synostose prématurée était cause des déformations craniennes. Virchow, admettant que le crâne croît par ses sutures, comme les os longs par leurs cartilages épiphysaires, pense que s'il vient à se produire une soudure anormale de cette zone d'accroissement, tandis que les autres continuent à se prêter au développement du crâne, celui-ci se trouve arrêté en ce point comme par l'application d'un lien inextensible.

La poussée cérébrale gênée dans cette région exagère ses effets au niveau de celle où n'existe pas une pareille résistance.

Mais il paraît prouvé aujourd'hui que :

1° Il existe des cas de synostose prématurée sans aucune déformation cranienne.

2° Il en est d'autres où la déformation ne répond pas aux synostoses qui sont censées les produire.

Suivant Gudden, la seule cause efficiente d'une déformation cranienne est la destruction d'un nombre considérable d'éléments constitutifs de l'os. Il a établi par des expériences fort ingénieuses, en liant les carotides chez des lapins, qu'il se produit une stase circulatoire permanente en certains points et par suite la destruction des éléments de cette région. Le sang se détourne alors de la zone altérée pour couler vers les régions voisines dont les éléments sont intacts.

Gudden a amené la synostose précoce par la ligature des deux jugulaires et produisant ainsi une augmentation de pression sanguine qui pousse certains vaisseaux à travers le cartilage sutural de manière à y produire des points osseux.

De ces expériences de Gudden il découle encore ceci que les sutures ne sont pas la seule voie par laquelle se ferait l'accroissement des os. La croissance interstitielle joue un rôle tout aussi important. Au moyen d'une pointe d'acier il fait des marques sur le crâne d'un lapin. Au bout de six semaines il sacrifie l'animal et constate que les marques sont devenues notablement plus distantes.

LE CRANE CHEZ LES IDIOTS

—

Examens et Observations

II.

Notre exposé rapide de l'anatomie du crâne et de son développement abrégera notre tâche et rendra plus aisément compréhensibles les descriptions anatomo-pathologiques que nous allons faire d'un certain nombre de crânes d'idiots.

Afin de mettre plus de clarté dans notre exposition et pour être complet dans nos recherches, nous suivrons la classification anatomo-pathologique proposée par M. le Dr Bourneville :

Idiotie myxœdémateuse,

Idiotie microcéphalique,

Idiotie hydrocéphalique,

Idiotie porencéphalique,

Idiotie par arrêt de développement des circonvolutions cérébrales,

Idiotie par sclérose tubéreuse hypertrophique,

Idiotie par sclérose atrophique,

Idiotie par méningite ou méningo-encéphalite.

Idiotie myxœdémateuse.

Observation I.

Idiotie et crétinisme. — Arrêt de développement. — Etat œdémateux et rénitent de la peau (cachexie pachydermique) avec tumeurs myxœdémateuses disséminées. — Exercices. — Amélioration. — Erysipèles. — Réfroidissement. — Tympanite. — Atonie. — Mort. Autopsie. — *Œdème pulmonaire. — Hydrothorax et hydropéricarde. — Dilatation considérable du cœcum. — Absence du corps thyroïde. — Dédoublement du cap de la troisième circonvolution frontale gauche. — Irrégularités et anomalies des circonvolutions et des scissures. — Petite tumeur siégeant sur un pli de passage allant de la deuxième à la troisième circonvolution frontale gauche.*

Encéphale = 1.075 *grammes.*

Poids = 20 *kilogr.* 700. — *Taille* = 0 *m.* 90.

N° 152 *du musée.*

Then... (Eugène), né le 20 août 1861, décédé le 18 novembre 1885 (service de M. Bourneville).

(Observation publiée *in extenso* dans le compte rendu du service de 1886, page 20.)

Au premier examen on constate qu'aucune des sutures du crâne de Then... n'est ossifiée.

Suture sagittale. — Le trajet de cette suture est particulièrement irrégulier. Nous la voyons partir du lambda et suivre jusqu'à l'obélion un trajet sinueux dont la direction générale est rectiligne et nettement antéro-postérieure. Dans la zone de l'obélion, la suture n'offre plus de sinuosités, la coaptation se fait suivant une ligne sensiblement rectiligne. A partir de ce point, la suture sagittale affecte une forme particulièrement irrégulière. Son trajet extrêmement sinueux peut être comparé à une S très allongée : il ne redevient régulier et ne reprend sa direction antéro-postérieure qu'à quelques centimètres du bregma.

A la table interne on constate l'existence d'adhérences entre la dure-mère et la calotte. En aucun point, il ne nous est permis de voir la moindre synostose entre les deux pariétaux. L'ossification fort incomplète dans la région immédiatement sous-jacente aux bosses pariétales le devient encore davantage dans le quart antérieur de la suture.

Il existe là, tout autour, de véritables plaques transparentes, surtout du côté droit. Le pariétal se réduit à une infime épaisseur au moment où il va rejoindre le frontal. Les deux angles pariétaux antérieurs sont fortement arrondis et se terminent par des dentelures très aiguës qui se perdent dans la membrane de la fontanelle antérieure.

A la table externe, la suture sagittale ne présente en aucun point trace de synostose, même au début. L'obélion, point où commence ordinairement la synostose normale, en est absolument dépourvu. Pas plus en avant qu'en arrière nous ne trouvons la trace d'un travail de coaptation quelconque.

Suture coronale. — Nous avons déjà insisté sur la minceur particulière de la table interne des deux pariétaux vers leur bord antérieur, dans la région où ce bord prend contact avec le frontal. Il existe en cet endroit de véritables sillons représentant le lit de la méningée moyenne, creusés profondément sur la table interne de la calotte et permettant à l'œil de voir par transparence à travers la table externe qui persiste seule. Si nous suivons cette suture coronale dans tout son trajet, en procédant symétriquement de bas en haut, nous voyons qu'en aucun point la synostose n'a encore débuté. Les dentelures sont nettes, nulle part fusionnées. De chaque côté, à trois centimètres de la ligne médiane, la suture s'ouvre, les surfaces pariétale et frontale ne se correspondent plus ; entre elles existe la membrane qui se continue peu à peu avec la fontanelle antérieure.

L'absence de synostose est encore plus évidente sur la table externe. Le trajet de la suture, sa direction sont réguliers.

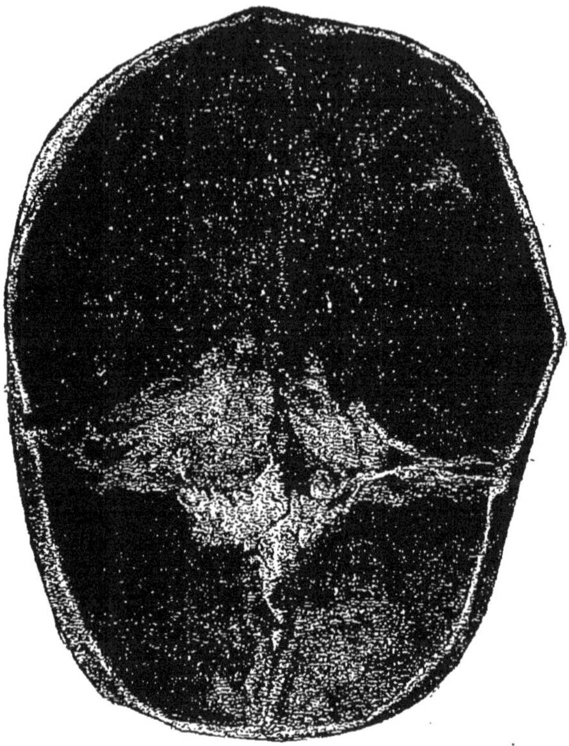

Fig. I.

Cette figure, que nous devons au talent de notre ami Henry Caron, représente la table interne du crâne de Then., vu par transparence. (Dessin d'après nature.)

Les dentelures sont normales, parfaitement dessinées et distinctes.

Suture métopique. — La suture médio-frontale existe complètement sur le crâne du Pacha. A la table interne, l'ossification existe sur le quart inférieur de cette suture. La fusion des deux frontaux est à peu près parfaite en ce point. Si nous remontons plus haut, nous constatons que la suture existe sans synostose. Un peu plus loin, le contact est perdu entre les deux frontaux dont les angles supérieurs s'arrondissent pour permettre à la fontanelle antérieure de persister.

A la table externe, même sur le quart inférieur, la suture offre une synostose incomplète. Plus haut les dentelures sont très nettes et la zone de séparation entre les deux os est parfaitement distincte.

Fontanelle antérieure. — Cette fontanelle persiste. Sa forme n'est pas régulièrement losangique : nous pourrions dire, si nous voulons la comparer à un losange, que ce losange a son angle postérieur très obtus, presque effacé, alors que son angle antérieur est aigu et s'effile pour se prolonger dans la suture métopique. Elle a de ce fait une forme presque triangulaire. Son plus grand diamètre antéro-postérieur atteint cinq centimètres et son plus grand diamètre transversal égale aussi cinq centimètres.

Suture lambdoïde. — L'occipital proémine sur les pariétaux et a tendance à chevaucher sur eux.

A la table interne, il n'y a pas trace de synostose.

A la table externe, les sinuosités de la lambdoïde se dessinent très nettement; les dentelures sont régulières et ne portent nulle part trace d'oblitération. On remarque sur la branche gauche de la lambdoïde, à deux centimètres du lambda, l'existence d'un os wormien d'un centimètre de côté environ, affectant une forme carrée presque régulière.

Sur le crâne de Then.., il est remarquable de noter l'aspect trabéculaire des os qui composent la calotte. Cette disposition trabéculaire est surtout manifeste sur les deux pariétaux. On y voit nettement les travées osseuses rayonner de chaque côté, d'un point correspondant à la bosse pariétale. Les trabécules de la table externe se sont développés avec beaucoup plus de rapidité que ceux de la table interne : ce qui explique la minceur particulière des pariétaux vers la suture coronale et la prédominance de cette table externe en cette région.

Observation II

Père mort tuberculeux. — Grand-père paternel, excès de boisson. — Grand'mère paternelle morte d'un cancer de l'utérus. — Oncle paternel, excès de boisson. — Tante paternelle, migraineuse. — Deux cousins issus de germains, idiots. — Mère sujette à des douleurs névralgiques, très nerveuse. — Grand-père maternel, excès de boisson. — Grand'mère maternelle hystérique. — Arrière-grand-père maternel, excès de boisson, mort d'une attaque de paralysie. — Grand oncle maternel, excès de boisson.

Grossesse mauvaise : envie insurmontable de dormir, chute. — Asphyxie à la naissance. — Premières convulsions à 14 mois. — Refroidissement et cyanose de la moitié inférieure du corps. — Jeûne. — Pertes de connaissance à partir de 3 ans. — Caractères complets de la cachexie pachydermique : physionomie typique ; cheveux bruns roux ; persistance de la fontanelle antérieure ; gonflements lipomateux des joues, des creux sus-claviculaire, des aisselles ; peau cireuse eczémateuse ; état pachydermique des pieds et des mains ; hernie ombilicale ; rachitisme ; absence de la glande thyroïde, etc. — Congestion pulmonaire intense, mort en syncope.

Autopsie. — *Absence complète de la glande thyroïde. — Persistance de la fontanelle antérieure. — Aspect gélatiniforme des circonvolutions cérébrales.*

Poids = 11 *kilogr.*

Taille = 0^m^, 72.

N° 224 *du musée.*

Bourg... (Fernand-Auguste), né à Paris le 1er juillet 1883, décédé à Bicêtre le 2 juin 1888.

(Observation publiée *in extenso* dans le compte rendu du service de 1889, page 73.)

La calotte est symétrique ; la région occipitale est assez volumineuse. Les bosses pariétales sont proéminentes, mais les bosses frontales sont à peine indiquées. L'épaisseur des os est très faible ; l'ossification paraît normale et régulière.

Suture sagittale. — Cette suture est profondément irrégulière et sinueuse. La région de l'obélion qui est ordinairement rectiligne ne l'est pas sur le crâne de Bourg...

A la table interne nous relevons d'un bout à l'autre des traces d'adhérences de la dure-mère au crâne très prononcées. Nulle part il n'existe trace d'ossification.

A la table externe, il en est de même. Les dentelures sont simplement engrenées et au contact l'une de l'autre réunies par une mince membrane. En aucun endroit, pas même à l'obélion, il nous est donné de constater trace de synostose.

Suture coronale. — Elle est régulière et symétrique. Sa partie médiane est interrompue du fait de la persistance de la grande fontanelle.

A la table interne, il y a des traces de synostose commençante à la partie la plus déclive de la suture coronale de chaque côté. Dans le reste de l'étendue de cette suture il y a simplement coaptation et engrènement. Aux deux angles latéraux de la fontanelle antérieure, au point où la suture coronale se perd de chaque côté dans cette fontanelle, nous constatons l'existence de deux os wormiens, allongés dans le sens transversal, de forme ovoïde et dont le gauche qui ne mesure pas moins de un centimètre et demi de grand côté l'emporte en dimensions sur celui du côté droit qui n'a guère qu'un centimètre carré.

A la table externe, les deux moitiés de la suture coronale sont dépourvues de synostose d'un bout à l'autre de leur trajet.

Suture métopique. — La suture métopique est persistante d'un bout à l'autre. Il n'y a trace d'ossification ni sur la table interne, ni sur la table externe. La moitié supérieure de cette suture est particulièrement large et se confond peu à peu avec la fontanelle antérieure.

Fontanelle antérieure. — Elle mesure six centimètres d'avant en arrière et quatre transversalement. Elle se prolonge en haut entre les pariétaux sur une étendue qui atteint à peine un centimètre. Les cinq centimètres restants sont en rapport avec l'écartement des frontaux. La forme est celle d'un triangle à base irrégulière et dont le sommet fort effilé se perd en bas dans la suture métopique.

Suture lambdoïde. — Très sinueuse, elle affecte la forme d'une courbe à concavité inférieure. Le lambda est à peine indiqué. Il n'y a aucun indice d'ossification pas plus sur la table interne que sur la table externe.

Comme sur le crâne précédent, la disposition trabéculaire des pariétaux est nettement indiquée.

Observation III.

Père, fièvres intermittentes, paralytique général. — Arrière-grand-père paternel apoplectique. — Oncle paternel migraineux. — Mère nerveuse. — Grand-père paternel mort de tuberculose. — Grand'-mère maternelle paralysée. — Arrière grand-père maternel aliéné.

— Oncle maternel migraineux. — Mère nerveuse un peu microcéphalique. — Grand-père maternel mort tuberculeux. — Grand'mère maternelle hémiplégique. — Arrière-grand-père maternel aliéné. — Père au début de sa paralysie générale à l'époque de la conception. — Premières convulsions à 8 mois. — Bronchite. — Symptômes classiques du myxœdème. — Mort à l'âge de 7 ans.

Autopsie. — *Persistance de la fontanelle antérieure. — Absence complète de la glande thyroïde. — Persistance du thymus.*

Poids = 10 *kilogr.* 100. *Taille* 0 m. 70 *cent* 1/2.

N° 252 *du musée.*

Cab... (Marie-Pauline), née à Sedan (Ardennes) le 29 juillet 1882, décédée à Villejuif, le 16 juillet 1889.

(Observation publiée *in extenso* dans le compte rendu du service de 1889, page 87.)

Les os sont peu épais mais très durs; le front est très étroit ; les pariétaux font saillie.

Suture sagittale. — La suture sagittale est très sinueuse. Elle l'est également à la région de l'obélion, quoique sa direction générale soit en ce point nettement antéro-postérieure.

A la table interne, la synostose a commencé sur différents points, particulièrement au niveau du vertex. Le trajet de la suture est néanmoins parfaitement dessiné sur cette face et la transparence est considérable sur presque tout le trajet : c'est à peine si, sur une longueur de deux centimètres environ vers l'obélion, la transparence n'est pas parfaite.

Vers la région lambdoïde, les deux pariétaux sont écartés par la persistance incomplète de la fontanelle lambdoïde sur laquelle nous reviendrons.

A la table externe, en aucun point la synostose n'a commencé.

Suture coronale. — La synostose est à peine ébauchée sur le tiers inférieur des deux moitiés de la suture; partout ailleurs il y a simple coaptation et transparence. — A la table externe on n'aperçoit aucun indice de synostose.

Suture métopique. — L'ossification est nulle aussi bien sur la table interne que sur la table externe. Les deux frontaux s'écartent nettement l'un de l'autre dans leur partie supérieure en arrondissant leurs angles. Dans cet écartement s'insinue l'angle antérieur de la fontanelle bregmatique.

Fontanelle antérieure. — Elle mesure trois centimètres et demi d'avant en arrière et trois transversalement. Elle est losangique et les côtés de ce losange sont sensiblement égaux.

Suture lambdoïde. — Le point astérion est remplacé des deux côtés par un os wormien, très nettement dessiné, d'une transparence parfaite, qui occupe la place de la fontanelle astérique. Cet os wormien n'adhère pas par synostose avec les os voisins. De même la fontanelle lambdoïde est remplacée par un os wormien triangulaire, à sommet dirigé dans l'interstice laissé par l'écartement de la partie la plus reculée des pariétaux. Cet os, transparent dans toute son étendue, n'est pas uni par synostose avec les pariétaux et l'occipital lorsqu'on le considère par la face externe. Du côté de la face interne, la synostose est à peu près complète et surtout du côté de la base qui se confond avec l'occipital.

La suture lambdoïde est le siège d'une synostose assez avancée, principalement sur la table interne ; du côté de la table externe, on ne constate aucune trace de fusion osseuse.

Idiotie microcéphalique.

Observation IV.

Antécédents paternels et maternels négatifs. — Impression maternelle vive avant la conception, se prolongeant pendant et après la grossesse. — Pas de consanguinité. — Premières convulsions à 6 mois. — Idiotie complète : bave, balancement, gâtisme... etc. — Marche à 3 ans 1/2. — Microcéphalie très prononcée. — Prognathisme supérieur. — Diphtérie. Mort.

Autopsie. — *Absence presque complète de la convexité occipitale — Acrocéphalie. — Arrêt de développement et malformations considérables du cerveau.*

Encéphale = 490 *grammes.*

Poids = 21 kilogr. — Taille = 1^m 30.

N° 255 du musée.

Clut... (Léon-Eugène), né à Vauvillé (Seine-et-Marne), le 17 mai 1876, décédé le 26 avril 1889, à Bicêtre.

(Observation publiée *in extenso* dans le compte rendu du service de 1890, page 120.)

Les os du crâne sont minces. Au simple examen on s'aperçoit que chacun d'eux est absolument indépendant des os qui l'avoisinent. On imprime aux diverses pièces osseuses tant de la voûte que de la base du crâne des mouvements indépendants qui amèneraient la disjonction et la séparation en autant de pièces distinctes du squelette cranien, pour peu que l'on déploie une certaine force. Le sphénoïde, l'occipital, l'ethmoïde, les deux maxillaires supérieurs, les os propres du nez, l'os malaire, le temporal, les deux pariétaux et le frontal forment des pièces isolées qu'un rien suffirait à disjoindre.

Si nous portons un examen plus spécial sur la calotte cranienne, dont les dimensions sont particulièrement restreintes, nous sommes frappés par l'état dentelé et parfaitement net de toutes les sutures. Aussi bien sur la table interne que sur la table externe, il n'y a pas la moindre trace de synostose même commençante.

La seule suture qui ait disparu, et d'une façon très complète est la suture métopique. Les deux frontaux ne forment plus qu'un os unique. Les fontanelles sont parfaitement comblées et ne laissent même plus évidente la place qu'elles ont occupée. Au lieu de former sa convexité habituelle, l'occipital est déprimé et aplati, disposition qui tient à ce que la partie postérieure des hémisphères faisait complètement défaut.

(Voir les planches qui accompagnent l'observation. Compte rendu de 1890.)

Observation V.

Père assez robuste, « minus habens ». —Grand-père mort d'un accident. — Mère bien portante. — Pas de consanguinité. — Grossesse mauvaise : peurs. — A la naissance, enfant petit, cyanosé. — Premières convulsions à 8 mois. — Idiotie complète. — Marche à

5 *ans. — En 1884, ophtalmie qui lui fait perdre la vue. — Microcéphalie. — Prognathisme marqué. — Mort à 15 ans.*

Autopsie. — *Persistance du thymus. — Communication interventriculaire.*

Encéphale = 805 *grammes.*

Poids = 21 *kilogr.* 400 . — *Taille* = 1m 18.

N° 165 du musée.

Dub... (Pierre-Marie), né à la Varenne le 20 mars 1871, décédé le 16 août 1886.

Comme dans le crâne précédemment examiné, nous trouvons une indépendance complète des diverses pièces du squelette de la tête. Le crâne est ici fort asymétrique et se trouve moins développé dans sa partie droite.

Du côté de la calotte, nous trouvons une grande minceur des os de la voûte. Des plaques transparentes nombreuses s'aperçoivent sur l'occipital, les deux pariétaux et le frontal. La méningée moyenne se creuse, le long du bord antérieur du pariétal, un sillon dont le fond est particulièrement mince, surtout à gauche. La suture sagittale est très simple et très peu compliquée au point de vue du nombre et de l'état sinueux des dentelures. A la table interne elle est presque réduite à une ligne droite; on n'aperçoit en aucun point trace de synostose. A la table externe, il n'y a pas non plus le moindre travail de réunion osseuse.

Même absence d'ossification sur les sutures coronale et lambdoïde dont les dentelures sont au contraire très festonnées et forment un contraste avec les sinuosités si simples de la suture sagittale.

En certains points, les os sont disjoints. L'apophyse basilaire de l'occipital et la partie postérieure du sphénoïde sont tout à fait indépendantes.

Observation VI.

Père, aucun antécédent connu. — Mère migraineuse, scotome. — Oncle maternel, convulsions dans l'enfance et strabisme double. — Pas de consanguinité. — Inégalité d'âge de dix ans. A la naissance, asphyxie prolongée et convulsions. — Sommeil artificiel pendant un mois. — Premier cri à un mois. — Idiotie complète : bave, balancement... — N'a jamais marché. — Microcéphalie. — Strabisme.

— Contracture des quatre membres. — Broncho-pneumonie; mort.

Autopsie. — *État fœtal des circonvolutions.*

Encéphale = 550 *grammes.*

Poids = 10 *kilogr.* 500. — *Taille* = 0m 76 *cent.* 1/2

N° 266 *du musée.*

Lab... (Émile), né le 13 octobre 1886 à Pontoise (Seine-et-Oise), mort le 10 janvier 1889.

Les os de la voûte du crâne sont extrêmement minces et légers. La suture interfrontale forme une crête saillante. Les fontanelles sont ossifiées ; il existe une transparence à l'endroit précédemment occupé par la fontanelle antérieure.

La suture sagittale présente de très légères traces de synostose à la table interne dans la région de l'obélion. Partout ailleurs il y a indépendance complète des pièces osseuses des deux pariétaux. A la table externe, la suture est nette, parfaitement dessinée ; on n'y remarque aucun travail de fusion osseuse.

Sur la suture coronale, il y a nulle part trace de soudure. A la table externe, les sinuosités sont fort apparentes et les dentelures entièrement libres d'un bout à l'autre.

Pour ce qui est de la suture lambdoïde il est impossible de découvrir le moindre travail de coaptation.

Observation VII.

Père, oncle paternel et frère alcooliques. — Mère, pertes de connaissance mal caractérisées. — Grand-mère maternelle, carcinome. — Autre frère aliéné. — Excès de boisson. — Premier accès consécutif à une peur à 18 ans; délire consécutif. — Deuxième accès à 47 ans. — Troisième accès à 50 ans — Vertiges; hallucinations de la vue. — Intelligence médiocre. — Microcéphalie. — Suicide.

Autopsie . — *Simplicité des circonvolutions.*

Encéphale = 770 *grammes.*

Chèr... (Philibert-Auguste), boulanger puis infirmier, décédé à 59 ans, le 22 août 1881.

(Observation publiée *in extenso* dans le compte rendu du service de 1881, page 27.)

(Voir au n° 23 du musée de Bicêtre, sa photographie et les planches de son cerveau qui accompagnent l'observation.)

Le crâne est fort petit. La calotte osseuse est dure et dense. Les pariétaux et le frontal sont peu épais.

Suture sagittale. — A la table interne, la synostose est complète et les deux pariétaux paraissent ne former qu'une pièce unique.

A la table externe, la synostose est complète au niveau de l'obélion. Vers le lambda elle est loin d'être terminée, et les dentelures sont encore très apparentes sur une partie de leur trajet. Dans le tiers moyen et le tiers antérieur, les sinuosités n'en sont pas encore arrivées à la période de réunion complète.

Suture coronale. — L'ossification des sutures est complète à la table interne. A la table externe, elle est également complète dans le tiers inférieur des deux côtés ; dans le reste de son étendue, les dentelures sont distinctes, très nettes, et n'offrent qu'un infime degré de synostose.

Suture lambdoïde. — A la table interne la synostose est complète, excepté à la région du lambda. A la table externe, vers le milieu du trajet et de chaque côté, la fusion osseuse, nettement limitée est parfaite. En haut et en bas de cette région, les dentelures sont très visibles et soudées seulement en quelques points.

Rappelons qu'il s'agit là d'un microcéphale type âgé de 59 ans.

Observation VIII.

Antécédents paternels et maternels négatifs. — Pas de consanguinité. — Grossesse assez bonne. — Asphyxie à la naissance. — Premières convulsions à 5 mois. — Marche à 17 mois. — Idiotie. — Microcéphalie. — Diphtérie; mort.

Encéphale = 970 *grammes.*

Poids = 30 *kilogr.* 500. — *Taille.* = 1 *m.* 41.

N° 69 *du musée.*

Vill... (Jean), né le 21 janvier 1866 à Saint-Léger-des-Vignes (Nièvre), décédé le 6 janvier 1882.

Le crâne, dur et lourd à la fois, forme un contraste frappant avec les autres crânes microcéphales. La moitié gauche de l'occipital est un peu plus épaisse que la moitié droite. Il existe au niveau de la suture coronale une dépression circulaire très prononcée, sur laquelle nous reviendrons dans un instant.

Suture sagittale. — Cette suture est extrêmement compliquée. Les dentelures très nombreuses forment des festons très allongés. On n'y peut constater le moindre début de synostose; nous remarquons à deux centimètres du bregma l'existence d'un os wormien des dimensions d'une lentille, à bords absolument indépendants, et qui se voit aussi bien à la table interne qu'à la table externe.

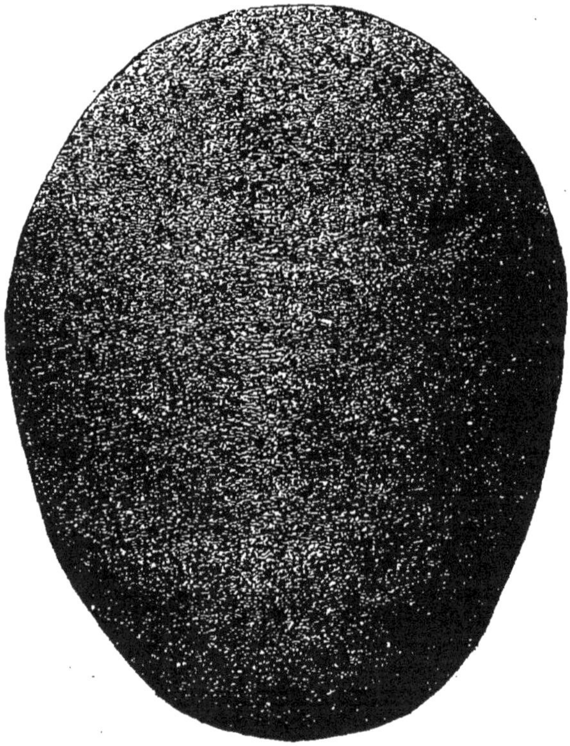

Fig. II.

Suture coronale. — Elle est également fort compliquée, excepté dans la région du ptérion. En aucun point, il n'y a trace de fusion osseuse.

Au point où cette suture est coupée du côté droit par la ligne courbe supérieure du muscle temporal, nous constatons un os wormien de dimensions égales à celles d'un petit haricot et qui est parfaitement libre et indépendant.

Suture lambdoïde. — La suture lambdoïde est dans le même état que celle précédemment étudiée. Elle est remarquablement sinueuse et arborescente. Nulle part la synostose n'a fait son apparition. Les fontanelles sont comblées sans laisser de trace. La suture métopique n'est plus apparente.

Remarque. — L'existence d'une bride circulaire au niveau du bord antérieur des pariétaux, sans synostose au point correspondant de la suture sagittale, nous semble devoir être signalée d'une façon particulière. La thèse de Wirchow est ici manifestement en défaut, et on ne saurait trouver un meilleur exemple de rétrécissement partiel de la voûte amené par une cause que nous ne pouvons préciser, mais qui n'est certainement pas un début précoce de la coaptation osseuse, en un point quelconque des sutures.

Idiotie hydrocéphalique.

Observation IX.

Père et grand'mère paternels alcooliques. — Mère nerveuse. — Oncle maternel imbécile. — Oncles et tantes maternels morts de convulsions —Émotions durant la grossesse.— Tête volumineuse à la naissance; son développement progressif, ses dimensions. — A 6 mois, convulsions limitées à gauche ; hémiplégie consécutive, amélioration. — A 7 mois, développement rapide de la tête. — État du malade à l'entrée (10 mois) : Tête ; fontanelles ; hyperostose; strabisme, etc. — Manifestations intellectuelles. — Pemphigus. — Athrepsie. — Hémorragie méningée; troubles trophiques; fonte purulente des yeux; contracture: élévation de la température; diminution subite du volume de la tête. — Mort.

Autopsie. —*Hydrocéphalie. — Absence de corps calleux et de trigone. — Os surnuméraire inter-fronto-pariétal.*

Poids 9 *kilogr.* 700. — *Taille* 0 m 78.

N° 72 *du musée.*

Alli... (Eugène), né à Paris en juillet 1882, décédé le 23 août 1883.

(Observation publiée *in extenso* dans le compte rendu du service de 1883, page 113.)

La calotte cranienne représente environ les 4/5 d'une sphère irrégulière. Les os sont excessivement minces et d'une extrême légèreté. Ils sont presque partout translucides, laissant voir çà et là des régions opaques.

Les deux frontaux sont complètement séparés et la *suture métopique*, qui atteint plus de 1 centimètre à sa partie la plus déclive, s'élargit bientôt dans des proportions considérables.

La suture sagittale, très large vers le lambda, augmente encore bien davantage à mesure que l'on se rapproche du bregma. Quant aux deux moitiés de la suture coronale, de dimensions relativement restreintes à leur partie inférieure, on les voit occuper un espace de plus en plus considérable à mesure qu'elles se rapprochent de la sagittale. A quoi tient cette disposition? Elle tient au développement dans la fontanelle antérieure, primitivement réduite bien certainement à des dimensions plus petites, d'un os wormien qui a pris peu à peu des dimensions prépondérantes au point de devenir presque aussi vaste, aussi étendu que le pariétal ou le frontal. Ce développement d'un os wormien dans la fontanelle antérieure a produit l'écartement des bords de cette fontanelle. Les pariétaux et les frontaux se sont écartés vers leurs angles bregmatiques. L'os wormien a pu envoyer des prolongements dans l'interstice des sutures sagittale, métopique et coronale. Il est à peu près circulaire et libre sur la plus grande partie de sa circonférence. A gauche cependant, dans la partie moyenne, il est presque complètement uni au frontal et là la soudure des deux os a laissé quelques traces à peine visibles : la transparence y est restée toutefois complète.

La suture lambdoïde est normale.

La fontanelle postérieure a la forme d'un triangle isocèle dont la base est tournée en haut et dont le sommet, dirigé en bas vers l'occipital, contient trois os wormiens ayant chacun un peu plus d'un centimètre carré de superficie, et quoique indépendants, placés en contact les uns des autres et des os voisins. Outre ces trois os wormiens, il en existe deux autres occupant la ligne médiane de l'aire de la fontanelle postérieure, ils sont de dimensions inégales : le plus petit n'a pas plus d'un centimètre carré tandis que l'autre offre une longueur de cinq centimètres dans son plus grand diamètre antéro-postérieur et une largeur de trois centimètres dans son plus grand diamètre transversal. Leurs bords ne sont pas soudés et leur indépendance est complète.

Observation X.

Père ivrogne, sans antécédents. — Mère migraineuse, nerveuse. — Grand mère maternelle morte d'un cancer au sein. — Pas de consanguinité. — Grossesse assez bonne ; douleur violente dans le côté pendant trois mois. — Pas d'asphyxie à la naissance. — Convulsions à 8 mois. — N'a jamais marché. — Idiotie. — Gâtisme irrémédiable. — Congestion pulmonaire intense — Mort.

Autopsie. — *Hydrocéphalie considérable prédominant à gauche. — Persistance du thymus. — Noyau hémoptoïque dans le poumon droit.*

Encéphale = 600 *grammes.*

Poids = 9 *kilogr.* 500. *Taille* = 0 m 81 *cent.*

N° 283 *du musée.*

Gard... (Clémentine-Marie) née à Paris le 30 juin 1888, décédée le 13 août 1890, à l'âge de 2 ans.

La calotte cranienne ne paraît pas symétrique. La bosse frontale gauche est très saillante et la bosse pariétale du côté droit fait une saillie plus prononcée que celle du côté opposé (*plagiocéphalie*). Le crâne est assez volumineux ; il est épais à la partie postérieure des frontaux et mince dans la région occipitale. Quelques plaques transparentes y sont irrégulièrement disséminées.

On constate la persistance de la suture métopique dont le quart inférieur seul est ossifié à la table interne. En haut cette suture se perd dans la fontanelle antérieure. Cette fontanelle a la forme d'un losange à sommet antérieur et dont le diamètre antéro-postérieur atteint sept centimètres mais dont le diamètre transversal n'a que cinq centimètres.

On ne trouve aucune trace de synostose sur la suture sagittale ; on n'en rencontre pas davantage sur la coronale.

La fontanelle postérieure est remplacée par un os wormien de forme elliptique, d'une longueur de deux centimètres sur une largeur de un centimètre et demi et dont les bords sont absolument indépendants.

La suture lambdoïde est libre dans toute son étendue.

Observation XI.

Rien du côté du père. — Grand-père paternel, excès de boisson. — Grand'mère paternelle goitreuse. — Grande-tante paternelle morte de congestion cérébrale. — Mère morte phtisique, migraineuse. — Grand-père maternel bègue. — Arrière-grand-père maternel mort d'une attaque de paralysie. — Plusieurs déments séniles. — Pas de consanguinité. — Inégalité d'âge de 8 ans. — Sœur paralysée des quatre membres, suite de convulsions; morte phtisique. — Premières convulsions à 1 an; cécité. — A 17 mois, développement anormal de la tête. — A 18 mois, retour de la vision. — Marche à 6 ans. — Idiotie. — Gâtisme persistant. — Cauchemars puis attaques épileptiqnes à 14 ans. — Pneumonie gauche ; mort.

Rev... (Louis Émile), né à Paris en 1873, mort le 12 janvier 1890.

Autopsie. — *Différence de poids des hémisphères cérébraux. — Hydrocéphalie légère.*

Encéphale = 1.240 grammes.

Poids = 30 kilogr. — Taille = 1^m 30.

N° 295 du musée.

Le crâne est asymétrique. La bosse frontale gauche est proéminente et la bosse pariétale droite est plus saillante que celle du côté opposé (*plagiocéphalie*). Dans sa partie antéro-supérieure, le pariétal droit est aplati par rapport à la région correspondante du pariétal de l'autre côté, qui est convexe. Les os de la calotte sont très minces. Les fontanelles sont complètement ossifiées. La suture métopique a tout à fait disparu. De nombreuses plaques translucides sont régulièrement disséminées sur le frontal et sur les pariétaux : elles sont plus nombreuses à gauche qu'à droite.

La suture sagittale n'offre aucune trace de synostose : les deux pariétaux sont indépendants. La suture coronale n'est soudée nulle part, pas plus à la table interne qu'à la table externe. La suture lambdoïde dont il n'existe qu'une très petite portion sur la calotte de Rev... présente un léger début d'ossification à la table externe du côté droit.

Observation XII.

Père rhumatisant, alcoolique. — Grand-père paternel, excès de boisson. — Mère rhumatisante nerveuse. — Trois tantes maternelles mortes de convulsions. — Pas de consanguinité. — Inégalité d'âge de 3 ans. — Frère aîné, convulsions internes. — Grossesse tourmentée par des accès de colère et de jalousie. — A la naissance, tête ordinaire et droite. — A 6 mois, yeux retournés en haut, tête commençant à grossir et à mal se tenir. — Redressement partiel des yeux. — Convulsions à 10 mois. — Tête très volumineuse à 14 mois. (65 cent.). — *Marche impossible. — Jambe droite plus faible que la gauche. — Parole vers 15 mois. — Début de marche à 2 ans 1/2. Marche à 8 ans. — Soudure des fontanelles à la même époque. — Déviation du pied droit ; marche de plus en plus difficile. — Sept accès douteux. — Conjonctivite purulente. — Plaie de tête. — Erythème. — Mort.*

Autopsie. — *Hydrocéphalie considérable. — Transposition du rectum à droite. — Adhérences totales de la dure-mère à la pie-mère*

Encéphale = 1.180 *grammes.*

Poids = 28 *kilogr.* 500. — *Taille* = 1 *m.* 10.

N° 256 *du musée.*

Cœur.... (Marcellin Jules), né à Paris le 31 janvier 1876, décédé le 2 décembre 1889.

Le crâne est assez mince par places, surtout au niveau de la bosse frontale du côté droit où la transparence est presque partout complète. La calotte paraît symétrique dans sa partie antérieure et cependant la bosse frontale du côté gauche est plus proéminente que l'autre. Mais la cavité occipitale droite est notablement plus développée que la gauche (*plagiocéphalie*). Les fontanelles sont ossifiées: la suture métopique n'existe plus.

Les deux bords de la suture sagittale sont complètement disjoints dans le tiers postérieur. Il n'y a aucun travail de synostose dans les autres points. On ne constate pas de fusion osseuse sur la table interne de la suture coronale. On n'en observe pas davantage sur la table externe ; on trouve là deux os wormiens indépendants, sur les deux branches de cette suture en deux points sensiblement symétriques ; mais tandis que celui du côté droit est allongé dans le sens longitudinal, perpendiculairement à la suture, celui du côté gauche est parallèle à la direction de la suture coronale.

Observation XIII.

Père grand fumeur, bien portant. — Grand-père paternel alcoolique. — Mère, convulsions à 2 ans. — Pas de consanguinité. — Grossesse normale. — Premiers symptômes à 10 ans. — Céphalalgie, vomissements, gâtisme — Paraplégie spasmodique. — Atrophie double du nerf optique. — Mort par fracture du crâne.

Autopsie. — *Sarcome à petites cellules siégant dans la cavité du 4e ventricule et sur la partie latérale du bulbe et du cervelet — Hydrocéphalie : dilatation des ventricules cérébraux.*

Encéphale — 1.900 *grammes.*

Poids = 26 *kilogr.* 100. — *Taille* = 1m 17.

N° 276 *du musée.*

Berl... (Charles), né aux Sables-d'Olonne (Vendée) décédé le 6 avril 1890, à l'âge de 12 ans.

(Observation publiée *in extenso* dans le compte rendu de 1890, page 41.)

La calotte cranienne présente une épaisseur très faible. Elle est transparente dans presque toute son étendue. Les deux côtés sont symétriques.

Suture sagittale. — Les deux pariétaux ne sont nulle part en contact. Tant à la table interne qu'à la table externe, il existe entre eux une zone de séparation très nette. Les dentelures sont réunies par une membrane excessivement mince dont la largeur atteint sept et huit millimètres en maints endroits. Au niveau du vertex et de l'obélion les aiguilles osseuses de chacun des deux os s'engrènent peut-être plus intimement.

Suture coronale. — Elle offre l'aspect crénelé de la sagittale : les dentelures y sont aussi nombreuses et nous retrouvons entre elles la même membrane que tout à l'heure. Toutefois, de chaque côté, dans le quart inférieur de la suture, et sur la table interne comme sur la table externe, les frontaux et les pariétaux arrivent au contact, mais on n y rencontre pas le moindre début de synostose.

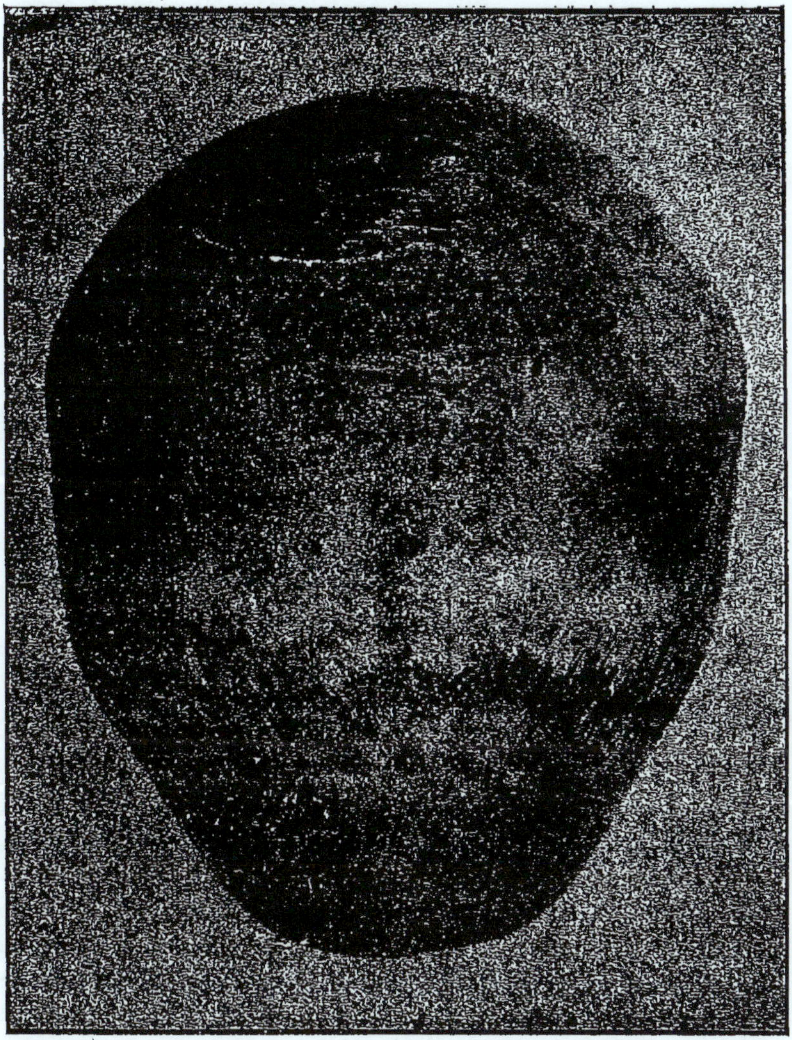

Fig. III.

Au point de rencontre de la suture sagittale et de la coronale, l'interstice membraneux s'élargit encore et marque nettement l'espace occupé par la fontanelle antérieure. Là, sur une surface de quelques millimètres carrés, la membrane est encore plus mince que dans tout le reste de son étendue.

Suture lambdoïde. — Elle est parfaitement dessinée. L'engrènement des dentelures est complet, mais on n'y aperçoit pas la moindre soudure.

A la place occupée par la fontanelle postérieure, il existe un petit espace membraneux qui a la forme d'un rectangle qui aurait un centimètre de long sur un demi-centimètre de large et dont l'angle postérieur du côté droit s'effile dans la suture lambdoïde.

La suture métopique a disparu et se trouve remplacée par une crête saillante.

Au niveau de la bosse pariétale gauche on constate un trait de fracture fissural, absolument horizontal,qui s'étend en avant sur une longueur de 15 centimètres et qui vient se perdre dans la suture coronale.

Idiotie porencéphalique.

OBSERVATION XIV.

Père,convulsions dans l'enfance. — Mère rhumatisante. — Arrière-grand-père paternel, excès de boisson. — Cousin germain quelque peu épileptique. — Oncle paternel imbécile. — Pas de consanguinité. — Mère chétive lors de la conception. — Chagrins pendant la grossesse. — Accouchement normal. — Idiotie complète. — Paroles et marche nulles. — Depuis l'âge de 8 *mois, convulsions souvent répétées et toujours plus prononcées à droite. — Introduction d'aliments dans les voies aériennes. — Mort.*

Autopsie : *Porencéphalie simple.*

Encephale = 750 *grammes.*

Poids = 10 *kilogr.* 600. — *Taille* = 0 m. 95.

N° 95 du musée.

Saint-Arn... (Jean-Alfred), né à Le Fays-Billot (Haute-Marne) le 7 septembre 1877, décédé le 5 octobre 1883.

(Observation publiée *in extenso* dans le compte rendu du service de 1890, page 170.)

Les os du crâne sont durs et minces à la fois : il semble qu'à leur partie centrale ils ont cédé et se sont amincis, surtout les pariétaux et les occipitaux à leur partie supérieure et cela plus à droite qu'à gauche. De ce côté le pariétal est translucide presque dans toute son étendue. De nombreuses plaques transparentes existent d'ailleurs sur tous les os de la calotte. Chacun d'eux est tout à fait indépendant des os qui l'avoisinent et tout de suite on est frappé par l'état dentelé et particulièrement net de toutes les sutures. Aussi bien sur la table interne que sur la table externe il n'y a pas la moindre trace de synostose. Toutes les sutures sont simples et très peu compliquées : on n'aperçoit le moindre travail de fusion osseuse nulle part sur aucune d'elles. La suture métopique a complètement disparu. Les fontanelles sont ossifiées.

Observation XV.

Enfant assisté. — Idiotie complète.

Autopsie. — *Broncho-pneumonie. — Porencéphalie double. — Thrombose double des veines méningées. — Congestion méningée prononcée à droite. — Atrophie protubérantielle et cérébelleuse. — Inégalité de poids des hémisphères.*

Encéphale = 760 *grammes.*

Poids = 8 *kilogr.* 700. — *Taille* = 0 m 74.

N° 119 *du musée.*

Pot... (Ernest-Jean-Baptiste), né à Aubervilliers le 26 novembre 1879, décédé le 16 janvier 1884.

(Observation publié *in extenso* dans le compte rendu du service de 1890, page 178.)

Les os sont minces et légers; les fontanelles sont ossifiées; la bosse pariétale du côté droit est plus marquée qu'à gauche (*plagiocéphalie*). Des plaques transparentes nombreuses s'aperçoivent sur l'occipital, sur les pariétaux et principalement sur le pariétal droit.

A la table interne de la suture sagittale, on constate un léger début de synostose dans la région de l'obélion.

Dans tout le reste de la suture, les deux pariétaux sont complètement distincts. A la table externe la suture n'est nulle part oblitérée.

Dans la partie la plus inférieure de la suture coronale et du côté gauche, on aperçoit quelques légères traces de fusion osseuse à la période commençante : partout ailleurs l'indépendance du frontal et des pariétaux est complète.

La suture lambdoïde ne présente aucun travail de réunion osseuse. La suture métopique n'existe plus.

Observation XVI.

Enfant naturel. — Renseignements insuffisants du côté paternel. — Tante paternelle aliénée. — Mère, rien de particulier. — Grand père maternel, quelques excès de boisson. — Parole nulle. — Marche à 3 ans 1/2 et incomplète. Pas de convulsions. — Affaiblissement paralytique du côté gauche. — Accès de colère. — Phlegmon de la région mastoïdienne. — Carie du rocher. — Méningite. — Mort.

Autopsie. — *Porencéphalie droite. — Tuberculose des poumons et du péritoine.*

Encéphale = 910 *grammes.*

Poids = 19 *kilogr.* 100.

N° 322 *du musée.*

Viv... (Louis-Albert), né à Azé (Loir-et-Cher) le 5 février 1884, est entré à Bicêtre le 19 avril 1890 (service de M. le Dr Bourneville) et est décédé le 8 juin 1891.

Le crâne est volumineux, irrégulier et asymétrique ; il y a prédominance très prononcée de la moitié droite, surtout au niveau de la région de la bosse pariétale de ce côté. Le frontal et le pariétal droits sont particulièrement minces. Le pariétal est translucide dans toute son étendue et la transparence n'existe qu'à gauche sur le frontal.

En aucun point de son trajet, pas plus sur la table interne que sur la table externe, la suture sagittale ne présente de trace de soudure osseuse.

La coronale et la lambdoïde sont entièrement libres ; ni sur l'une, ni sur l'autre la synostose n'y paraît, même à l'état de début.

Les deux fontanelles sont ossifiées.

Idiotie symptomatique d'un arrêt de développement des circonvolutions.

Observation XVII.

Père migraineux, rhumatisant, graveleux. — Grand-père paternel : nombreux excès de tout genre; hémiplégique. — Mère nerveuse. — Pas de consanguinité. — Inégalité d'âge de 8 ans. — A la naissance, enfant petite. — Déglutition pénible; bave; retard des premières manifestations intellectuelles. — Préhension difficile. — Idiotie; gâtisme; fétidité de l'haleine. — Mémoire des personnes. — Sentiments affectifs conservés. — Accès de colère. — Craniectomie en mars 91 par le Dr Pettel de Rouen. — Pas de modification de l'état intellectuel. — Manifestations tuberculeuses dans le poumon et le péritoine. — Mort.

Autopsie. — *Arrêt de développement des circonvolutions. — Adhérences de la pie-mère. — Congestion méningée.*

Encéphale = 770 *grammes.*

Poids = 38 *kilogrammes.*

N° 303 *du musée.*

Blai... (Marie), née à la Ferté-Saint-Samson, décédée le 5 novembre 1891, à l'âge de 17 ans 1/2.

L'épaisseur des parois craniennes varie de 2 à 4 millimètres et la calotte est légèrement asymétrique. La région du pariétal gauche est sensiblement plus développée que celle du côté opposé. Il n'existe aucune trace de fontanelle. A environ deux centimètres et demi de la suture sagittale, dont elle suit la direction, nous trouvons sur le pariétal gauche une perte de substance osseuse, rectiligne, empiétant quelque peu en avant sur le frontal. Sa longueur est de 65 millimètres; sa largeur moyenne de 12 millimètres et demi. Ses bords émoussés offrent un aspect polycyclique montrant qu'elle résulte de l'application d'une série de couronnes de trépan.

La suture sagittale se fait remarquer par sa grande simplicité. Il n'y a pas trace de synostose à la table interne; nulle part sur la

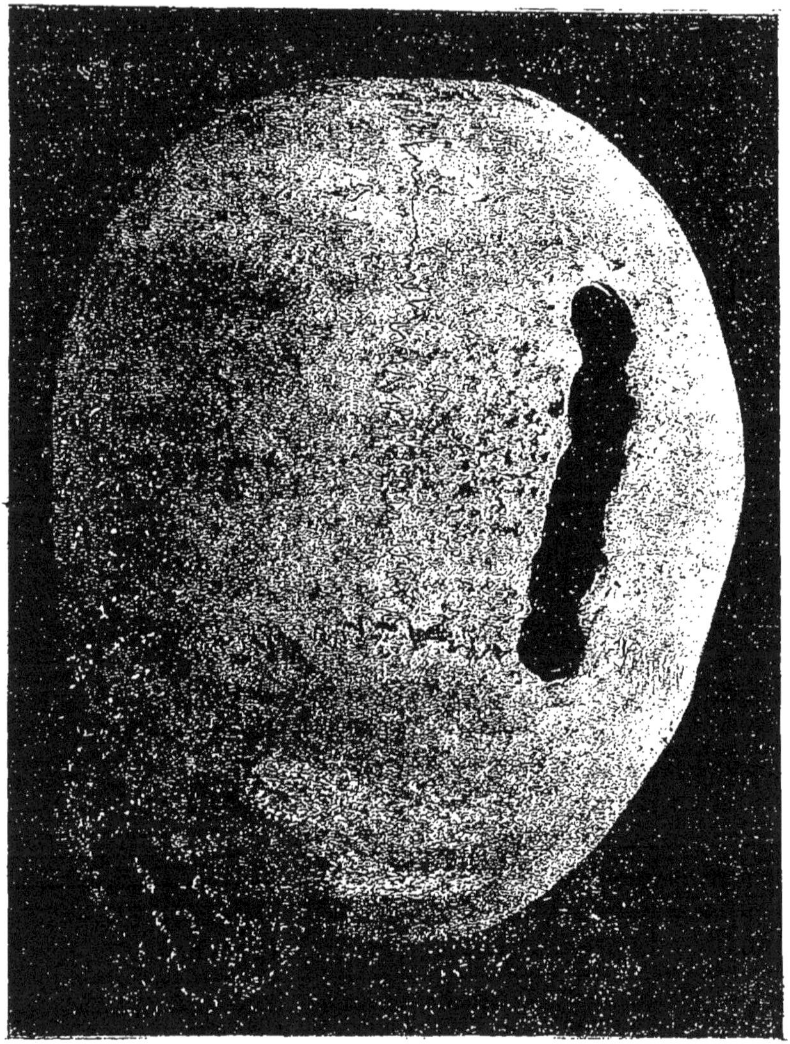

Fig. IV.

table externe les dentelures ne se fusionnent avec les parties osseuses correspondantes. Les sinuosités sont très nettes et bien dessinées, sauf pourtant à la région de l'obélion où la suture devient linéaire et rectiligne.

A la table interne de la suture coronale, il y a simple engrènement et coaptation des dentelures entre elles; il n'y a pas trace de synostose. A la table externe, la suture coronale offre un aspect dentelé et sinueux; au niveau du point où la suture est coupée à gauche par la ligne supérieure d'insertion du muscle temporal, il y a un début de fusion osseuse qu'on peut numéroter avec le n° 1 du tableau donné par Broca. Le même degré de synostose se remarque au point symétrique du côté opposé.

La suture lambdoïde est libre dans toute son étendue.

Observation XVIII.

Père phtisique. — Grand'mère paternelle nerveuse. — Mère très impressionnable. — Grand'père maternel très nerveux.— Grand'-mère maternelle, tuberculose pulmonaire. — Pas de consanguinité. — Grossesse attristée par la mort du mari. — Accouchement difficile. — Convulsions à la naissance qui n'ont jamais reparu. — Parole et marche nulles. — Gâtisme. — Congestion pulmonaire intense : mort.

Autopsie. — *Arrêt de développement de certaines circonvolutions. — Induration des couches optiques.*

Encéphale = 910 *grammes.*

Poids = 10 *kilog. — Taille* = 0m90.

N° 296 du musée.

Rib... (Antonine-Emilie), née à Paris le 31 mai 1888, morte le 30 décembre 1890.

Les os du crâne sont très minces et la calotte est transparente sur toute sa surface ; la transparence est moins prononcée toutefois au niveau de la suture métopique et de la partie postérieure de la sagittale.

Toutes les sutures sont libres.

A la place de la fontanelle antérieure il existe un os wormien qui a la forme d'un rectangle de 2 centim. de long sur 1 centim. de large et dont les bords sont indépendants. La fontanelle postérieure est également remplacée par un os wormien de dimensions plus restreintes et de forme ovalaire : ses bords sont entièrement libres.

Observation XIX.

Père phtisique ; céphalalgies ; névralgies faciales ; excès de boisson. — Grand'père paternel alcoolique. — Grand'mère paternelle, cancer de l'estomac. — Deux tantes paternelles mortes de méningite. — Mère migraineuse. — Grand'père maternel paralytique. — Grand'-mère maternelle alcoolique. — Pas de consanguinité. — Inégalité d'âge de 2 ans. — Frère, excès de boisson. — Quatre frères morts de convulsions et méningite. — Chute au 8e mois de la grossesse : syncope et tremblement. — Asphyxie à la naissance. — Parole nulle. — Marche à 3 ans. — Idiotie. — Gâtisme. Onanisme. — Traumatismes impulsifs. — Secousses nerveuses. — Jamais de convulsions. — Péritonite tuberculeuse : mort.

Autopsie. — *Arrêt de développement des circonvolutions.*

Encéphale = 1.050 *grammes.*

Poids = 11 *kilogr.* 700. — *Taille* = 0m 80.

N° 234 du musée.

Jou... (Léon), né à Paris, le 14 décembre 1881, décédé le 24 juillet 1888.

La calotte est symétrique. Les os sont relativement minces : il n'existe toutefois qu'une légère transparence des pariétaux en deux points très limités au niveau du vertex. Les sutures ne sont nulle part ossifiées. Un os wormien de un centimètre et demi de long sur un centimètre de large existe sur la branche gauche de la lambdoïde, aux environs du lambda. Les bords de cet os ne sont pas soudés.

Observation XX.

Père, névralgies. — Mère bien portante. — Antécédents paternels et maternels négatifs. — Pas de consanguinité. — Inégalité d'âge de 12 ans. — Grossesse normale. — Pas de convulsions. — A 6 mois premiers symptômes d'idiotie. — Impossibilité de se tenir assis. — Voracité. — Secousses. — Vertiges. — Agitation du bras gauche. — Affaiblissement progressif : mort.

Autopsie. — *Arrêt de développement des circonvolutions.*

Encéphale = 900 *grammes.*

Taille = 0^m85. — *Poids* = 9 *kilogr.* 800.

N° 223 *du musée.*

Bich... (Marcel-Lucien-Joseph), né à Paris le 6 juillet 1885, décédé le 10 décembre 1888.

Les os du crâne sont très minces. La suture sagittale a commencé à s'oblitérer sur presque toute sa longueur à la table interne ; cette synostose partielle ne se retrouve à la table externe qu'aux environs de l'obélion. La suture coronale est ossifiée des deux côtés vers sa partie moyenne à la table interne; elle est libre à la table externe. On trouve là à un centimètre du bregma et à gauche un espace membraneux triangulaire dont le plus grand diamètre ne dépasse pas 12 millimètres. La suture lambdoïde présente une synostose assez avancée à la table interne ; la soudure osseuse est à peine indiquée à la table externe.

Idiotie symptomatique de sclérose tubéreuse hypertrophique.

Observation XXI.

Père bien portant. — Oncle paternel faible d'esprit. — Mère impressionnable. — Grand'tante paternelle folle. — Jumeaux multiples. — Pas de consanguinité. — Grossesse normale : une seule émotion violente produite par le tonnerre à six mois. — Naissance trois semaines avant terme. — Convulsions à partir de six semaines. — Crises nerveuses souvent répétées depuis. — Idiotie. — Marche et parole à peu près nulles. — Pneumonie : mort.

Autopsie. — *Sclérose tubéreuse hypertrophique.*

Encéphale = 1.230 *grammes.*

Poids = 14 *kilog.* 100.

N° 16 *du musée.*

Boul... (Ernest), né à Paris le 4 novembre 1874, décédé le 6 juillet 1881.

La calotte est volumineuse et légèrement asymétrique. Le vertex forme une saillie considérable si bien que, du tiers postérieur des pariétaux, la voûte descend, en fuyant comme la pente d'un toit, jusqu'au front. La région fronto-pariétale est légèrement aplatie du côté droit. Sur le frontal et les pariétaux il existe de nombreuses régions translucides. Toutes les sutures sont libres. La fontanelle postérieure est remplacée par un os wormien qui a la forme d'un carré de un centimètre de côté et dont les bords sont indépendants.

Idiotie symptomatique de sclérose atrophique.

Observation XXII.

Etat typhoïde très prononcé. — Pas de renseignements. — Décédée deux jours après l'entrée. — Idiotie complète.

Autopsie. — *Aspect chagriné du cerveau. — Tuberculose pulmonaire. — Sclérose double des circonvolutions motrices et de l'insula.*

Encéphale = 880 *grammes.*

Poids = 11 *kilogr.* 200.

N° 319 *du musée.*

Perr... (Marie-Madeleine) née à Villeneuve-sur-Yonne le 10 février 1877, décédée le 10 juin 1891.

Entre le 8 juin 1891 à Bicêtre (service de M. Bourneville).

Les os d'une épaisseur normale sont un peu durs. Toutes les sutures sont libres : les dentelures en sont nettes et nulle part fusionnées. On trouve sur la lambdoïde et du côté droit deux petits os wormiens de dimensions très faibles.

Observation XXIII.

Rien du côté du père. — Grand'mère paternelle morte d'un cancer au sein. — Oncle paternel aliéné. — Grand-père maternel mort de méningite, excès de boisson. — Mère bien portante. — Pas de consanguinité. — Inégalité d'âge de 10 ans.— Grossesse: chagrin vers les 2e et 3e mois. — Accouchement normal.—A 6 mois, premières convulsions suivies de méningite et de cécité. — Convulsions souvent répétées jusqu'en 1888. — Disparition de la cécité.— Déformation progressive du pied gauche avec atrophie de la jambe correspondante. — Idiotie complète. — Tics multiples. — Bave. — Balancement. — Onanisme.— Congestion pulmonaire : mort.

Autopsie. — *Sclérose atrophique des circonvolutions, surtout du lobe occipital des deux côtés. —Dilatation des ventricules latéraux.*

Encéphale = 670 *grammes.*

Poids = 10 *kilogr.* 500. — *Taille* = 0 m, 82.

N° 226 *du musée.*

Caz.... (Edouard-Auguste), né à Paris le 7 octobre 1884, décédé le 28 décembre 1888.

Les os de la calotte ont une épaisseur très faible. De nombreuses plaques transparentes existent sur chacun d'eux et principalement sur le pariétal du côté droit. La suture métopique est entièrement libre à la table externe, et la synostose n'a fait que commencer à la table interne. La suture sagittale est d'une simplicité remarquable : elle est presque réduite à une ligne droite à la table interne et y présente en certains points, notamment dans la région de l'obélion, quelques traces de fusion osseuse. A la table externe il n'y a pas le moindre travail d'oblitération.

La coronale et la lambdoïde sont entièrement libres; à peine aperçoit-on sur la table interne un commencement de synostose.

OBSERVATION XXIV.

Enfant assisté. — Pas de renseignements. — Idiotie complète.

Autopsie. — *Sclérose atrophique des hémisphères cérébral et cérébelleux droits. — Dilatation des ventricules.*

Encéphale = 900 *grammes.*

Poids = 10 *kilogr* 750. — *Taille* = 0m 81.

N° 209 *du musée.*

Pint.... (Raymond), né à Beauvais le 4 janvier 1884, décédé le 6 décembre 1887.

Les os de la calotte sont excessivement minces et présentent de nombreuses plaques transparentes disséminées partout. En plein occipital, sur la ligne médiane et un peu à gauche, vers la branche correspondante de la suture lambdoïde, il existe deux petits espaces membraneux inégaux, des dimensions d'une lentille (un de $8^{m}/^{m}$ 6, l'autre de $3^{m}/^{m}$ 2).

La suture métopique ne porte trace d'aucun travail synostotique, tant sur la table interne que sur les trois quarts supérieurs de la table externe. En se rapprochant de la glabelle, les deux frontaux se sont complètement soudés et la suture a tout à fait disparu dans son quart inférieur. La sagittale et la lambdoïde sont libres dans toute leur étendue. Une synostose partielle existe sur la coronale vers le milieu de son trajet et seulement à la table interne et du côté droit.

Observation XXV.

Père aliéné. — Grand-père paternel apoplectique. — Grand'-mère paternelle et cousin germain suicidés. — Mère alcoolique. — Grand'oncle maternel aliéné. — Premières convulsions à 14 mois limitées à gauche. — Affaiblissement paralytique gauche. — Idiotie complète. — Parole nulle. — Gâtisme. — Broncho-pneumonie : mort.

Autopsie. — *Sclérose atrophique du lobe occipital et du lobe pariétal droits. — Tubercule mamillaire , nerf optique, olive plus petits à droite. — Persistance du thymus.*

Encéphale = 640 *grammes.*

Poids = 8 *kilogr.* 700. — *Taille* = 0^{m} 81

N° 196 *du musée.*

Georg... (Auguste-Eugène), né à Paris le 5 février 1878, décédé le 28 juin 1887.

La calotte est dure et épaisse à la fois; la transparence n'existe en aucun point. Les sutures sont nettes et régulières : elles sont libres dans toute leur étendue.

Idiotie symptomatique de méningite ou méningo-encéphalite chronique.

Observation XXVI

Enfant naturel. — Père inconnu. — Mère, rien de particulier. — Grand-père maternel, douleurs rhumatismales. — Grand'mère maternelle, morte d'un cancer utérin. — Grossesse dissimulée, mais normale, sans constriction du ventre. — Convulsions nombreuses souvent répétées. — Impulsions dangereuses. — Jalousie. — Parole difficile. — Abcès du foie avec extension au lobe inférieur du poumon droit : mort.

Autopsie. — *Méningo-encéphalite disséminée.*

Encéphale = 1.050 *grammes.*

Poids = 22 *kilogr.* 800. — *Taille* = 1^m 09.

N° 301 *du musée.*

Barb... (Albert-Georges-Maurice), né à Paris le 12 décembre 1879, décédé le 2 mai 1891.

Les os de la calotte sont durs, épais et résistants. Au niveau de la fontanelle antérieure, il existe une légère transparence. Les sutures sont nettement visibles : il est impossible de constater sur aucune d'elles la moindre trace de fusion osseuse.

Observation XXVII.

Père, rien de particulier. — Grand'père paternel alcoolique; attaque d'apoplexie. — Trois demi-frères tuberculeux. — Mère intelligente mais sourde et muette; convulsions dans l'enfance. — Grand-père maternel alcoolique; mélancolie; suicide par pendaison. — Arrière-grand-père maternel mort aliéné à Bicêtre. — Deux tantes maternelles nerveuses. — Pas de consanguinité. — Différence d'âge de 15 ans. — Sœur morte de convulsions. — Marche à 2 ans. — Parole à 2 ans 1/2. — Céphalalgie à partir de 4 ans 1/2. — Troubles mentaux. — Affaiblissement intellectuel progressif. — Gâtisme. — Congestion pulmonaire : mort.

Autopsie. — *Congestion méningée. — Méningo-encéphalite. — Sclérose des lobes temporaux et occipitaux.*

Encéphale = 1.180 *grammes.*

Poids = 29 *kilogr.* 100. — *Taille* = 1^{m} 25.

N° 292 *du musée.*

Pet... (Louise-Cécile), née à Paris le 13 mai 1877, décédée le 15 juillet 1890.

La calotte cranienne est profondément asymétrique et présente une prédominance très nette de la moitié droite. Au niveau du bord antérieur des deux pariétaux il existe un rétrécissement bien prononcé. La suture sagittale est libre dans toute son étendue; peut-être existe-t-il un léger début de synostose au niveau de l'obélion. Une oblitération partielle existe sur la coronale, comprenant un quart de son trajet, des deux côtés, dans sa partie inférieure. Ce travail ne se retrouve pas sur la table externe. La suture lambdoïde est entièrement libre.

Observation XXVIII.

Père sujet à des étourdissements. — Grand'mère paternelle, céphalalgies. — Arrière-grand-père paternel, excès de boisson. — Cousin paternel, au 3° degré, idiotie. — Mère migraineuse. — Grand'mère maternelle migraineuse. — Arrière-grand-père maternel hémiplégique. — Cousine à la 5° génération sourde et muette. — Pas de consanguinité. — Inégalité d'âge d'un an. — Frère rachitique — Sœur morte de bronchite avec convulsions. — Emotion vive au 5° mois de la grossesse. — Accouchement à 8 mois. — Asphyxie à la naissance; convulsions. — Marche à 3 ans. — Gâtisme continuel. — Parole nulle. — Accès de colère. — Phénomènes précursifs : tournoiement. balancement latéral et antéro-postérieur de la tête et du tronc. — Bave. — Inconscience du danger. — Violences. — Accès de cris. — Jalousie. — Congestion méningitique : mort.

Autopsie. — *Meningo-encéphalite. — Nombreuses adhérences de la pie-mère.*

Encéphale. = 990 *gr.*

Poids = 13 *kilogr.* 200. — *Taille* = 0^{m} 99.

N° 281 *du musée.*

Duf.. (Octavie), née à Paris le 18 février 1883, décédée le 26 mai 1890.

Les os de la calotte paraissent symétriquement disposés ;ils sont assez minces et transparents en plusieurs points, sur les pariétaux, notamment de chaque côté de la suture sagittale aux environs du lambda. Cette suture est libre sur tout son trajet à la table interne mais, dans ses trois quarts postérieurs seulement à la table externe. Le quart antérieur est le siège d'une synostose complète, qui a tout à fait les caractères de la synostose précoce. Ce travail s'étend à toute la longueur de la suture coronale. Il n'y a pas trace de suture métopique ni de fontanelle antérieure. Les bords de la suture lambdoïde sont simplement engrenés.

Observation XXIX.

Père, excès de boisson. — Grand-père paternel buveur. — Mère, esprit faible; alcoolique; jamais de convulsions. — Grand'père maternel ivrogne. — Grand'mère maternelle alcoolique. — Pas de consanguinité. — Conception dans l'ivresse. — Grossesse normale; chagrins; pas de coups ni de chutes. — A 4 mois, peur d'un pitre grimaçant dans une foire. — Accouchement difficile. — Premières convulsions à 8 mois, souvent répétées. — Idiotie. — Gâtisme. — Parole et marche nulles. — Pneumonie : mort.

Autopsie. — *Méningo-encéphalite. — Couleur saumon du cerveau. — Légère dilatation ventriculaire.*

Encéphale = 1.120 *grammes.*

Poids = 13 *kilogr. — Taille* = 0m 92.

N° 257 du musée.

Corm... (Albert-Clément), né à Bautroude (arrondissement de Pont-Audemer) le 8 janvier 1882, décédé le 7 septembre 1889.

On retrouve à la face interne du cerveau un piqueté de coloration saumon qui rappelle la couleur du cerveau. Les os sont relativement épais; les fontanelles sont ossifiées. Quelques plaques légèrement translucides se rencontrent à la partie postérieure du pariétal droit.

On constate un début de synostose, aux environs de l'obélion, à la table interne de la suture sagittale qui est libre partout ailleurs. Sur tout le trajet de la coronale la synostose est assez avancée à la table interne, mais il n'existe aucun vestige de cette oblitération à la table externe. La suture lambdoïde n'est ossifiée nulle part.

TABLEAU SYNOPTIQUE

RÉSUMANT L'ENSEMBLE DE NOS OBSERVATIONS

GROUPES	NOMS	AGE	MÉTOPIQUE	SAGITTALE	CORONALE	LAMBDOIDE	FONTANELLE ANTÉRIEURE	FONTANELLE POSTÉRIEURE	OS WORMIENS
MYXŒDÉMATEUX	Then.	24	f. (int.). 1/4 inf.				5 cent. de long sur 5 cent. de large.	F	1 seul sur la lambdoïde à gauche.
MYXŒDÉMATEUX	Bourg.	5			f. (int.). partie la plus déclive de chaque côté.		6 cent. sur 4 cent.	F	2 sur la coronale symétrique.
MYXŒDÉMATEUX	Cab.	7		f. (int.). vertex	f. (int.). 1/3 inf. de chaque côté.	F. (int)..	3 cent. 1/2 sur 3 cent.	1 os wormien triangulaire.	2 sur la lambdoïde astérion.
MICROCÉPHALES	Clut.	13	F				F	F	
MICROCÉPHALES	Dub.	15	F				F	F	
MICROCÉPHALES	Lab.	2	F	f. (int.) obélion			F	F	
MICROCÉPHALES	Cher.	59	F	F. (int.). f. (ext.) obélion	F (int.). F (ext.) 1/3 inf. des deux côtés.	F. (int.). sauf lambda. F. ext.) milieu.	F	F	
MICROCÉPHALES	Vill.	16	F				F	F	1 sur la sagittale ; 1 sur la coronale.

GROUPES	NOMS	AGE	MÉTOPIQUE	SAGITTALE	CORONALE	LAMBDOIDE	FONTANELLE ANTÉRIEURE	FONTANELLE POSTÉRIEURE	OS WORMIENS
HYDROCÉPHALES	Alli.	1					1 os wormien énorme.		3 dans l'aire de la fontanelle postérieure.
	Gard.	2	F (int.). 1/4 inf.				7 cent. sur 5 cent.	1 os wormien elliptique.	
	Rev.	17	F			f. (?) (ext.). côté droit	F	F	
	Cœur.	14	F				F	F	2 sur la coronale.
	Berl.	12	F				F	Petit espace membraneux.	
PORENCÉPHALES	St Arn.	6	F				F	F	
	Pot.	5	F	f. (int.) obélion	f. (?) partie déclive côté gauche.		F	F	
	Viv.	6	F				F	F	
ARRÊT DE DÉVELOPPEMENT	Blai.	17 1/2	F		f. (ext.) n° 1 Broca, milieu chaque côté.		F	F	
	Rib.	2 1/2	F				1 os wormien rectangulaire.	1 os wormien ovalaire.	
	Jou.	6 1/2	F				F	F	1 sur la lambdoïde.
	Bich.	3 1/2	F	f. (int.). f. (ext.) obélion	F (int.) partie moyenne.	F (int.).	F	F	

GROUPES	NOMS	AGE	MÉTOPIQUE	SAGITTALE	CORONALE	LAMBDOIDE	FONTANELLE ANTÉRIEURE	FONTANELLE POSTÉRIEURE	OS WORMIENS
SCLÉROSE hypertr.	Boul.	6 1/2	F				F	1 os wormien carré.	
SCLÉROSE ATROPHIQUE	Perr.	14	F				F	F	2 sur la lambdoïde.
	Caz.	4	f. (int.).	f. (?) (int.). obélion.		f. (?) (int.).	F	F	
	Pint.	4	f. (ext.) 1/4 inf.		f. (int.) milieu f. (?) (int.). de côté droit.		F	F	2 petits espaces membraneux en plein occipital.
	Georg.	9 1/2	F				F	F	
MÉNINGITE	Barb.	12	F				F	F	
	Pet.	13	F	f. (?) (int.). obélion.	f. (int.) 1/4 inférieur des deux côtés.		F	F	
	Duf.	7	F	F. (ext.) 1/4 int	F		F	F	
	Corm.	8	F	f. (int.) obélion.	F (int.).		F	F	

LÉGENDE : F = synostose complète. (int.) = table interne.
f = synostose partielle. (ext.) = table externe.

RÉFLEXIONS

Nous avons indiqué, en faisant l'exposé anatomo-philosophique du début de notre étude, les principales théories émises sur l'oblitération des sutures du crâne et sur l'ordre de cette oblitération, et nous avons longuement parlé des auteurs qui les ont soutenues. Nous nous bornerons dans ce dernier chapitre à envisager les résultats qui découlent tout naturellement des examens que nous avons faits et à indiquer les considérations générales que nous sommes en droit d'en tirer. Nous dirons aussi pourquoi l'étude impartiale des faits nous a amené de temps en temps à être en contradiction avec une partie des auteurs.

Il se dégage de l'examen de tous nos crânes des faits bien évidents que nous espérons avoir nettement mis en lumière dans le tableau annexé à ce travail.

Ce qui nous frappe tout d'abord c'est la persistance relativement fréquente de la suture métopique. Sur 29 crânes examinés appartenant à des groupes parfaitement différenciés, nous voyons que la suture medio-frontale persiste trois fois d'une façon complète, deux fois chez des myxœdémateux, une fois chez un hydrocéphale; elle existe incomplètement quatre fois : chez un myxœdémateux, un hydrocéphale et deux idiots par sclérose atrophique.

En somme cette forte proportion du métopisme chez les

sujets qui ont fait l'objet de nos recherches, 7 cas sur 29, va à l'encontre des idées de Welcker qui veut y voir l'indice d'une supériorité intellectuelle; et elle est plutôt en faveur de l'école italienne qui considère la persistance de la suture métopique comme un stigmate d'infantilisme cérébral.

C'est par la sagittale que débute ordinairement la synostose si nous nous en rapportons aux enseignements courants de la craniologie. Consultons notre tableau. 20 fois nous la trouvons complètement libre de toute oblitération; 5 fois il y a un début de synostose à la table interne vers l'obélion; dans 2 cas le travail d'ossification est à peine ébauché et dans 2 cas aussi il y a en même temps apparition de la soudure à la table externe: il s'agissait, il est vrai pour l'un d'eux d'un homme de 59 ans. Une seule fois l'ossification a débuté au vertex par la table interne.

Voyons maintenant ce que nous donne la coronale. Elle est libre 18 fois dans toute son étendue; et chez un sujet seulement elle a complètement disparu. C'est de chaque côté la partie la plus déclive qui semble à la table interne la première envahie par l'ossification; ce n'est que dans deux cas que nous voyons la partie moyenne disparue. La table externe reste plus longtemps dépourvue de tout travail de fusion osseuse; jamais nous ne la voyons envahie chez les enfants: nous ne la voyons oblitérée que chez notre microcéphale de 59 ans et chez un idiot par arrêt de développement des circonvolutions, qui avait plus de 17 ans. Nous constatons que l'opinion classique, qui veut aujourd'hui que ce soit la partie la plus déclive qui se soude la dernière, ne s'applique nullement aux crânes que nous avons étudiés, puisque dans plus de la moitié des cas où l'ossification a apparu sur la coronale, c'était le tiers inférieur qui a été tout de suite envahi. Nous ne voulons nullement généraliser cette constatation, mais nous tenons à faire remarquer chez nos idiots le résultat nullement cherché auquel nous sommes arrivé.

Si nous comparons maintenant le degré de synostose des deux sutures coronale et sagittale nous voyons que l'oblitération de la suture fronto-pariétale est plus avancée peut-être et que l'obélion n'est pas plus souvent envahi que la partie inférieure de la suture coronale.

La lambdoïde a été trouvée libre 24 fois. Trois fois nous avons pu remarquer une synostose à peu près complète de la table interne. Dans un seul cas il y avait travail de soudure osseuse à la table externe dans les environs du lambda, et dans deux autres cas la synostose était à peine ébauchée.

La fontanelle antérieure existe chez tous nos idiots myxœdémateux (dont le type a été décrit avec un soin tout particulier par M. Bourneville); la fontanelle postérieure est fermée chez deux d'entre eux et remplacée par un os wormien chez l'autre.

Nous croyons devoir insister ici sur un fait que nous n'avons vu signalé nulle part : c'est l'état de transparence particulière des angles antéro-supérieurs des pariétaux, là où leur fusion s'opère avec la fontanelle antérieure. Cet état de transparence est dû, comme nous l'avons déjà dit à propos du crâne de Then..., au défaut de développement de la table interne. Les angles des pariétaux ne sont constitués en ce point que par la table externe, qui s'est développée avec beaucoup de rapidité (1).

Fermée chez tous les microcéphales, la fontanelle antérieure se retrouve chez deux hydrocéphales pour être remplacée chez l'un d'eux par un os wormien de dimensions considérables appelé os interfronto-pariétal, libre ou à peu près.

La fontanelle postérieure qui est oblitérée partout ou tout

1. Dans les observations avec autopsie qui figurent dans les comptes rendus de son service, M. Bourneville (et ses élèves) ont décrit en général soigneusement l'état du crâne.

au moins remplacée, quand il en reste quelque trace, par un os wormien parfaitement engrené avec les parties voisines, subsiste aussi chez notre même sujet hydrocéphale, et l'aire du triangle qu'elle forme est en partie comblée par trois petits os surnuméraires en contact les uns avec les autres et à bords absolument indépendants. Dans un seul cas d'idiotie hydrocéphalique, la fontanelle postérieure est remplacée par un petit espace membraneux de dimensions très faibles.

Dans toutes les autres classes nous ne retrouvons jamais libre aucune des deux fontanelles. Tout ce que nous pouvons dire c'est que chez le même sujet, et c'est un idiot par arrêt de développement, un os wormien remplace chaque fontanelle et que sur le crâne de Boul..., un idiot par sclérose hypertrophique, c'est aussi un os surajouté qui occupe la place de la fontanelle postérieure.

Il y a une chose qui nous a frappé et nous ne l'avons trouvée qu'une fois, c'est la présence chez un idiot de 4 ans, par sclérose atrophique, de deux petits espaces membraneux en plein occipital et dont l'un occupe la position de la fontanelle cérébelleuse.

Il résulte pour nous de cette étude que les sutures ne s'ossifient pas plus prématurément chez les idiots que chez les sujets sains et que jamais l'idiotie ne doit être mise sur le compte d'une synostose anticipée des os du crâne.

Pour les microcéphales en particulier, nous avons été frappé de l'indépendance parfaite des diverses pièces de leur squelette cranien. Un simple effort aurait suffi pour amener la disjonction complète aussi bien des os de la base que de ceux de la voûte. Chez la plupart d'entre eux, et il s'agissait de sujets de 15 et 16 ans, âge auquel commence habituellement l'oblitération de la sphéno-occipitale, la suture sphéno-basilaire était complètement ouverte. Chez un seul, et c'est celui qui est mort à 59 ans, l'occipital était entièrement soudé au sphénoïde, et la synostose d'ailleurs était complète à peu près partout.

En face de pareils crânes on ne saurait accepter l'opinion de ceux qui voient dans la microcéphalie un arrêt de développement du cerveau gêné dans son évolution par une enveloppe osseuse devenue trop tôt inextensible. C'est le contraire qui a lieu. Et nous sommes persuadé pour notre propre compte que la synostose, lorsqu'elle survient, ne se fait que longtemps après le développement de l'encéphale.

D'ailleurs Virchow lui-même, le promoteur de cette théorie pathogénique de la microcéphalie, dans la session genérale de la Société d'anthropologie allemande tenue à Stuttgard en avril 72, a reconnu que son opinion n'était plus soutenable.

Vogt rapporte avoir vu un crâne de microcéphale au musée de Cambridge dont toutes les sutures étaient fermées et il s'empresse d'ajouter que c'est là une exception.

Vrolick (d'Amsterdam) rapporte un fait semblable chez un microcéphale de 7 ans dont les soudures étaient faites. Et Baillarger fait remarquer que l'ossification prématurée doit se rencontrer surtout dans les cas de microcéphalie congénitale alors que le développement intellectuel reste presque complètement nul.

Au musée Broca, aucun des microcéphales (et il s'en trouve plus de 40) n'a les sutures ossifiées; et s'il existe quelque synostose partielle, c'est qu'elle est due aux progrès de l'âge et non à d'autre cause.

Toutes ces constatations ne sont pas purement théoriques, elles ont encore une certaine importance au point de vue pratique. Nous voyons, en effet, tous les jours, les chirurgiens les plus autorisés avoir recours à la craniectomie. Cette opération est loin d'être applicable à tous les cas indistinctement.

D'abord parce que dans la grande majorité des cas les sutures ne sont pas ossifiées et que par suite le cerveau n'est nullement gêné dans son développement; et puis aussi parce qu'il semble bien difficile de diagnostiquer sur le vivant le degré d'ossification des sutures lorsque la synostose existe.

Dans toutes les observations que nous rapportons il n'y a jamais oblitération précoce; et d'une opération, quelle qu'elle soit, il eût été impossible de retirer grand bénéfice.

CONCLUSIONS

I. — L'oblitération des sutures du crâne ne se fait pas plus prématurément chez les idiots que chez les sujets sains.

II. — L'arrêt de développement du cerveau n'est, en aucun des cas observés par nous, la conséquence d'un arrêt de développement de la boîte osseuse.

III. — De ces mêmes cas, il résulte aussi que la synostose ne se montre pas plus tôt sur la sagittale que sur la coronale ; et que dans un grand nombre de cas la synostose commence au quart inférieur de la coronale, alors que l'obélion est libre.

IV. — De tous les crânes qui ont fait l'objet de notre examen aucun ne nous a paru justiciable d'un débridement osseux.

V. — Le *traitement médico-pédagogique*, tel qu'il est appliqué à Bicêtre (garçons) et à la Fondation Vallée (filles) paraît, jusqu'à présent, avoir une supériorité incontestable sur le *traitement chirurgical*.

BIBLIOGRAPHIE

BAILLARGER. — *Bulletin Ac. méd.*, 1856, et *Gaz. hebd.*, 1859.

BARTH. — *Idiotie.* Thèse de Strasbourg, 1862.

BELHOMME. — Thèse, 1824. *Essai sur l'idiotie*, 1843.

BOURNEVILLE. — *Recherches cliniques et thérapeutiques sur l'épilepsie, l'hystérie et l'idiotie*, compte rendu du service des enfants de Bicêtre. Vol. I à XII, 1880-1891.

Recueil de mémoires, notes et observations sur l'idiotie, publiés de 1772 à 1840. — Paris 1891.

BROCA. — *Instructions craniologiques et mémoires.*

CENTOUZE. — *Sul cranio di un idiota anomalo.* Napoli, 89, I, 68-73.

EGGER. — *Pathologische, Anatomie des Idiotismus. Friedreichs. Bl. für gerichtl. Med, Nürnb*, 1889, 401-462.

ESQUIROL. — *Maladies mentales*, t. II, p. 288. Paris, 1838.

FOLLET. — *Ann. médico-psychol.*, 1857, t. III.

GRATIOLET. — *Mémoires de la Société d'anthropologie*, p. 62-66.

GRIESINGER. — *Pathol. und Ther. der psych. Krankheiten*, p. 325. Traduction française de Domme Baillarger, Paris, 1865, p. 404.

GUDDEN. — *Rech. expérim. sur la croissance du crâne.*

GUENIOT. — *Réclamation de priorité au sujet de la craniectomie. Compte rendu Ac. des sciences.* Paris, 1890, CXI, 199.

LANNELONGUE. — *De la craniectomie. Nouv. Icon. de la Salpêtrière*, 1891, IV, 89-99.

De la craniectomie dans la Microcéphalie. Comptes rendus Ac. des sciences, Paris, 1890, CX, 1882-1885.

LUNIER. — *Recherches sur quelques déformations du crâne. Ann. médico-psychol*, t. IV, 1852.

MONTANET (L.). — *Etude anatomique du crâne chez les microcéphales.* Paris, 1874.

PARCHAPPE. — *Recherches sur l'Encéphale.*

POIRIER. — *Anatomie médico-chirurgicale.*

POMMEROL. — *Recherches sur la Synostose des os du crâne.* Thèse de Paris, 1869.

POZZI. — *Dictionnaire encyclopédique des sciences médicales.* Article *Crâne.*

RIBBES. — *De l'oblitération des sutures du crâne dans les races humaines.* Thèse de Paris, 1885.

SAPPEY. — *Anatomie descriptive.*

SAUVAGES. — *Recherches sur l'état sénile du crâne.*

SŒMMERING. — *Traité d'Ostéologie et de Syndesmologie.*

SEGLAS. — *De l'examen morphologique chez les aliénés et les idiots. Nouv. Icon. de la Salpêtrière*, 1891, IV, 274-299.

SOLLIER (Paul). — *Psychologie de l'idiot et de l'imbécile.* Paris, 1891, F. Alcan, 279, p. 12.

STAHL (Karl). — *Neue Beitrage zur Physionomik : De Idiotia endemica. Allg. Zeitschrift für Psychiatrie*, 1848, et *Ann. médico-psychol.*, 2e série, t. VII.

TOPINARD. — *Anthropologie.*

VIRCHOW. — *Ueber den Cretinismus.* Francfort, 1856.
Untersuchungen über die Entwicklung des Schadelgrundes. Berlin 1857.

VOGT (Carl). — *Mémoires sur les microcéphales*, 1867. *In Mémoir. Institut génevois*, page 89.

VOISIN (Félix). — *Mémoire sur l'idiotie. Bull. Ac. de médecine*, 1842-43, t. VIII, page 646.
De l'idiotie. Paris, 1843, in-8.
Analyse psychologique de l'entendement humain chez les enfants arriérés incomplets. Paris, 1858.

WELCKER (H.). — *Untersuchungen über Wachtsthum und Baudes Menschlichocn Schadels.* Leipzig, 1862.

IMP. NOIZETTE, 8, RUE CAMPAGNE-PREMIÈRE, PARIS.

www.ingramcontent.com/pod-product-compliance
Ingram Content Group UK Ltd.
Pitfield, Milton Keynes, MK11 3LW, UK
UKHW031937260826
14628UKWH00004B/1684

9 782019 648572